JN320236

作業療法の面接技術

ストーリーの共有を目指して

編集
香山明美　東北文化学園大学医療福祉学部リハビリテーション学科
小林正義　信州大学医学部保健学科

三輪書店

執筆者一覧（執筆順）

（執筆時）

香山明美	宮城県立精神医療センター
腰原菊恵	京都大学大学院医学研究科
辛島千恵子	名古屋大学医学部保健学科
小林正義	信州大学医学部保健学科
白川智加子	長野医療技術専門学校
松本琢磨	神奈川県総合リハビリテーションセンター
瀬戸初恵	神奈川県総合リハビリテーションセンター
松田哲也	神奈川県総合リハビリテーションセンター
澤田あい	神奈川県総合リハビリテーションセンター
酒井道代	宮城県立精神医療センター
福島佐千恵	信州大学医学部保健学科
村田早苗	安曇総合病院精神科
稲毛義憲	東北福祉大学健康科学部リハビリテーション学科
澤　俊二	藤田保健衛生大学リハビリテーション学科
加藤寿宏	京都大学大学院医学研究科

序文

作業療法士は，日々の支援を通して対象者の思いをたくさん聞いている．例えば，編み物をしながら，二人の子どもにお揃いのセーターを編んだ思い出を語り，今の子どもたちへの思いを語りだす．「できれば一緒に暮らしたい」と．作業療法士は，そのときに対象者と家族との関係を知ることになる場合も多い．しかし，何気なく語られる対象者の思いを大切にしながら，対象者へ向き合う作業をしていくためには，作業活動を通した会話だけでなく，目的を明確にした面接が必要となる．面接なしには作業療法は成立しないと言える．

本書は，作業療法の基本となる面接を講座「作業療法面接のコツ！」として，作業療法ジャーナルの中で1年間（42巻1～13号，2008年）を通して掲載したものを加筆修正し再編したものである．

作業療法士の面接技術を確かなものにしていきたい．その思いで編集されている．

若い作業療法士の方々と事例検討を重ねてきて，対象者との面接をしていないことや面接の仕方がお粗末な事例に出会うことが多々あった．なぜ卒前教育で受けた，オーソドックスな作業療法が，卒後臨床現場に入ったとたんに忘れ去られ，現場の流儀に流されてしまうのか．編者らは，この状況を作業療法士の危機的状況だと感じている．対象者にしっかり向き合える作業療法士でなければ，この先，生き残れない．そのために，作業療法の面接技術を確かなものにしていく必要性を切実に感じている．対象者や家族にしっかり向き合い，対象者や家族の思いを聴き，対象者のこれまでの人生やこれからの人生をストーリーとして感じ共有できる作業療法を展開していきたい．その思いがぎっしりつまった一冊となった．

「作業療法の原点にかえる」「対象者に向き合う」「最後まで責任をもつ」をキーワードに本書を編集した．できるだけ学生や新人の作業療法士にわかりやすく伝えるために，事例を通した実際の面接場面を多用した実践書である．筆者の方々の熱い思いが伝わるものになっている．

本書は「インテーク面接」「評価面接」「作業面接」「質問紙を用いた面接」「治療経過を振り返り面接」「家族面接」を領域別にも取り上げ，作業療法の経過をたどれる組み立てになっている．継続的に読み進めば作業療法の経過がわかる，現場で困ったときに必要な項目を読めばヒントがもらえるものとして編集した．

身体障害領域では，松本琢磨先生をはじめとする神奈川県総合リハビリテーションセンターの先生方，澤俊二先生に対象者や家族に沿いながら実践していくうえでの多くの知見を示していただいた．

小児領域では辛島千恵子先生，加藤寿宏先生に小児領域での子どもと親に対する温かな対応をわかりやすく具体的に表現していただいた．

精神障害領域では，腰原菊恵先生，白川智加子先生，酒井道代先生，福島佐千恵先生，村田早苗先生，稲毛義憲先生に地道な実践を通した思いと具体的な面接のやり取りを表現していただいた．

それぞれの筆者には，対象者や家族とのやり取りを具体的に表現していただく努力をしていただき，実践がわかりやすく，解説も加えられ伝えられている．筆者の皆様にはあらためて感謝申し上げます．

面接は作業療法の専売特許ではないが，面接ができなければ対人支援をしていく専門職とは言えない．本書で紹介している面接の具体的な方法を読んだだけでは実践はできないのも事実である．本書が多くの作業療法士の日々の臨床実践の参考になり，更なる発展があることを願っている．

2009 年 12 月

編者　香山明美・小林正義

目次

装丁　臼井デザイン事務所

1

作業療法士にとっての面接

香山　明美
宮城県立精神医療センター

はじめに

作業療法は導入から治療，終結に至るまで，治療・援助の要所要所で対象者と面接を実施していく．面接なしに作業療法は成立しないともいえ，重要な役割を果たすものである．しかし，作業療法教育の中で，面接技術を取り上げる時間数は，教育機関の現況からいっても貧弱なものとなっていることは否めないし，臨床現場で面接技術を向上させる研修会が少ないのも事実である．

作業療法士は作業活動を通したかかわりをしていくことを基本としているが，対象者支援をしていく作業療法技術の基本をなすものの中に，しっかりとした面接技術が必要なことも自明のことである．

本書では，精神障害領域の作業療法士に限定せず，広く作業療法士にとって必要な面接技術を，いくつかのキーワードに沿って紐解いていただく．面接が作業療法士にとって支援技術の中核にあるものとして，日々の臨床で当たり前に実践できる，臨床上のスキルを身につけていただくことを目的としている．面接の方法はいくつもあるが，その中で多くの先人は，日々の研鑽を積む必要があることも述べている．本項では，総論として作業療法士にとっての面接の意味を論じ，次項からの各論に結びつけていきたい．

面接とは何か

面接は，「面接とは，互いを観るという意味があり，面接者と被面接者とのかかわり合いとして成立し，展開していく．診断と治療に際して重要な方法をなす」[1)]「面接とは，面接者と被面接者で相対し，互いにコミュニケーションをすることであり，面接者と被面接者は役割交代することがない．普通の対話や会話では，話し相手と聞き手の役割が交代するが，面接では，面接者は最後まで面接者であり，被面接者も最後まで被面接者である」[2)]と説明されている．

以上のことをまとめると，「面接とは，診断（評価）と治療・援助を行ううえで，面接者と被面接者が互いにコミュニケーションをとりながら，意図的なかかわり合いを展開していくもの」と定義できそうである．もちろん，面接は，作業療法独自のものということではなく，医療やリハ関連の職種ばかりでなく，対人サービスをするどの専門職にとっても最も基本となる方法である．しかし，面接は決まった質問を決まった順序でしていくような標準化された問答ではない．当然，面接の内容と進め方は，相手によって違ってくる．その意味においても，面接は難しいものであり，質を高めていくための日々の研鑽が必要となる．

面接は，大きく2つに分類される．

1つは，対象者の理解と診断（評価）のための面接である．この面接は，対象者の見立てと治療や支援計画を立てるうえで必要な情報を対象者から得る機会として，1回から数回に分けて実施され，最後には対象者とともに治療・支援計画を立てるものである．

2つめは，継続的な治療としての面接である．この面接は，言語的なやりとりをある一定の構造に従い実施していくもので，カウンセリング，精神療法，認知行動療法等多くの技法がある．

作業療法の中で利用している面接は，これら多くの職種が利用している形態と大きな違いがあるとは考えにくい．作業療法独自の面接としては，作業を用いながら面接を行う，作業療法ならではの作業面接[3,4]があるが，この面接は，1つめの診断（評価）のための面接に分類されるものである．

作業療法における面接の種類

作業療法は処方が出され，インテーク面接を行い，評価，目標設定，実施，再評価，終了もしくは再実施と流れている．この一連の流れを**図1**[5]に示す．作業療法の開始から終結までの一連のプロセス中で面接を利用する過程に沿って分けてみると，①インテーク面接，②データ収集のための面接，③目標設定と作業療法計画を立てるための面接，④再評価のための面接，⑤終結のための面接，の5つに分けられる．その他に，⑥治療としての継続的面接がある．

1．インテーク面接

作業療法におけるインテーク面接は，対象者と作業療法士の出会いの場であり，対象者のそれまでの体験を聞きながら，対象者に作業療法や作業療法士の支援をわかりやすく伝えていく場でもある．インテーク面接は，面接の中でも対象者と作業療法士が緊張を伴うことが多く，難しい面接となる場合が多いので工夫が必要となる．

作業療法では，作業療法に対する医師の処方が出されたとき，もしくは，本人が希望したときや看護師等他の職種から作業療法を勧められた段階で，作業療法についてオリエンテーションをしながら，作業療法導入のための面接を行う．この面接は，新しく始まる作業療法に対する不安を軽減し，作業療法導入をスムーズなものにする目的で行われる．

したがって，他部門からの基礎情報は，入手可能のものは事前に入手し，発病時の状況や現在の病状等，直接疾患や障害に関する質問はしない場合も多い．しかし，目標設定をする際に，これからの希望を確認してく中で，病気や障害のことが取り上げられる場合には，当然，病気や障害を，本人がどのように受け止めているかを確認しておくことは重要なことである．何より作業療法として大切にしたい点は，主治医や看護師等から勧められた作業療法について，どのように受け止めているのか，どの程度知っているのか，何を期待しているのか等，対象者の作業療法に対する思いを確認しておくことである．また，対象者の希望を聞きながら，作業療法が何を応援

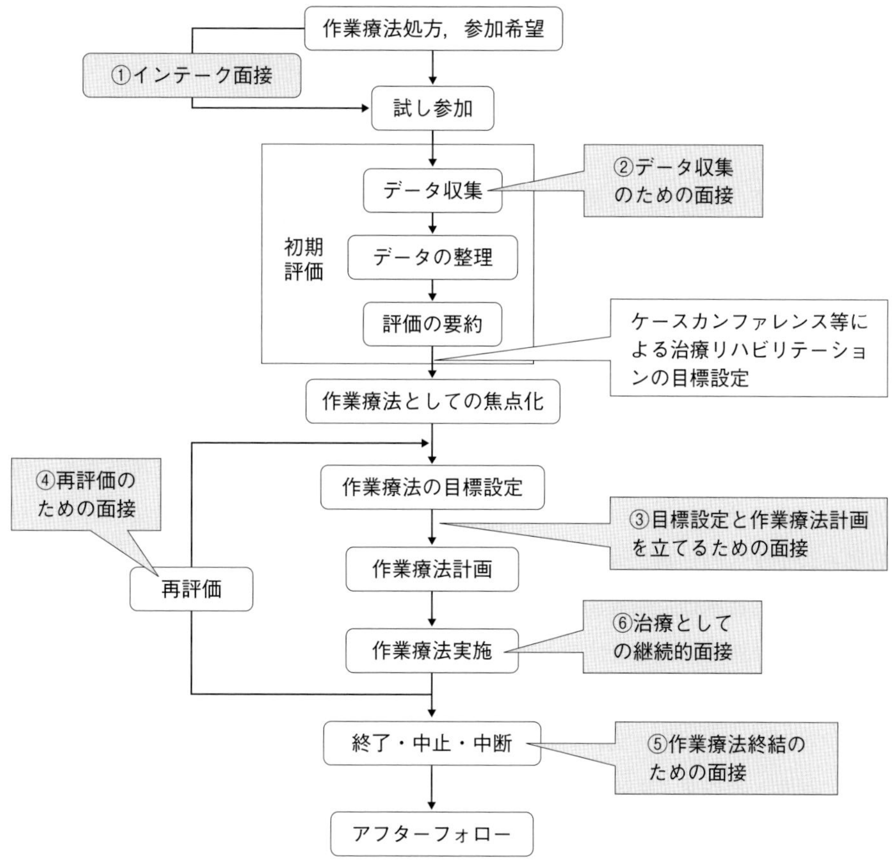

図1 作業療法のプロセスと面接の位置づけ（文献3より引用．一部筆者が修正）

できるのか，わかりやすく伝える作業も同時に行っていく．このインテーク面接によって，対象者の作業療法への期待を明らかにしながら，作業療法の限界も明確にしていく作業を行う．

インテーク面接の具体的な内容は，

(1) 作業療法についてどの程度情報があるか
(2) 主治医や看護師等から作業療法の必要性についてどのような説明を受けているか
(3) その説明を受けてどのような思いや期待があるか
(4) 今困っていることは何か
(5) これからやってみたいことは何か
(6) 将来的な希望について

等である．

2．データ収集のための面接（広くはインテーク面接も含まれる）

1）対象者のこれまでの人生と今を知るための面接

生活史（生活歴）や現病歴，家族歴，現時点で困っていること，これからの希望等を聞いていく面接である．面接によって得られた情報により，対象者のこれまでの人生や，今ある姿をストーリーとして組み立ててみると，作業療法士なりの対象者理解ができたことになる．この対象者の物語がみえてくることが重要なことだと筆者は感じている．逆に物語がみえてこない場合は，情報を補ったり，追加の面接をしたりすることで，足りない部分を確かめる作業をしていけばよいのである．

また，面接は言葉の意味や，言葉そのものにとらわれがちになるが，表情，四肢の動き等の非言語的なサインに目を向けることも重要である．また，本人の言葉にこだわるあまり，真のニーズを見失ってはならない．

2）作業面接

冨岡[4)]は，作業療法の初期の段階で，対象者の能力を把握する手段として作業面接を開発した．作業面接は，一定の作業を対象者に提示し，実際にその作業を共に行い，そこで対象者が具体的に体験したことや，作業療法士と対象者が共有したことをもとに行われる面接である．作業面接では，通常の面接では得られない具体的な個人の特性がわかり，対象者と結果が共有しやすく，共通の目標を設定するのに適している方法といえる．

作業面接で用いる作業は，構成的な作業と投影的な作業がある．ここでは，構成的な作業を用いた作業面接の流れを簡単に紹介する．

(1) あらかじめ作業療法士が選択した作業を紹介し，オリエンテーションを行う（評価の目的で行うこと，目標設定をするために行うこと等をわかりやすく説明する）．

(2) 実際に用意した作業（革細工，パズル，箱作り等，1 回で完成できるもの）を行ってもらう．そこで，対象者の理解力や問題解決のパターン等がみえてくる．

(3) 活動終了後に面接を行う．課題をどのように感じたか，疲労度はどうか，作業をしているときに困ったことはなかったか，完成した作品をどのように感じるか，今後やってみたい作業は何か等，作業を通して体験したことを共有する面接を行う．

また，作業はコミュニケーションの補助手段としても用いることが多い．音楽を用いた活動では，流れている音楽にまつわる体験が自然に語られ，その結果，他者との共有体験を促すこと等は，作業療法場面ではしばしばあることである．

3．目標設定と治療計画を立てる面接

インテーク面接とデータ収集のための面接によって得られた情報を整理し，評価を行った後に，対象者とともに作業療法の目標設定とその目標に沿った作業療法計画を立てる．この面接は，対象者と作業療法士との共同作業であり，この作業により治療契約が結ばれる．

対象者の「こうなりたい」という希望を中心とした長期目標と短期目標を設定し，その目標に沿って具体的な作業療法実施計画を立て，対象者に合意を得ていく作業をていねいに行う．なるべく対象者の言葉で，対象者にとって達成しやすい目標と治療計画を立てる必要がある．この面接は，精神科領域ばかりでなく，どの領域でも大切にしてほしい面接である．

4．再評価のための面接

3．で立てた実施計画に沿って一定期間実施された作業療法を振り返る面接である．それまでの作業療法をどのように経験してきたのか，目標はどの程度達成されたのか，新たな希望は何か，

等をていねいに確認し，新たな目標設定と作業療法実施計画を立てるものである．

この面接では，作業療法士からみた対象者の変化点，回復してきた点，できるようになってきた点等をしっかりと伝えることも重要となる．また，対象者ばかりでなく，家族や他のスタッフに参加してもらい，ケースカンファレンスやケア会議として開催する等，合同面接の形態をとる方法もある．

5．終結のための面接

作業療法の目標が達成された場合は，作業療法は終了となる．それまでの作業療法が対象者にどのように体験されたのか，これから作業療法以外のサービスを受けたいと思っているのか，他のサービスを受けたいと思っている場合は，作業療法士はどのように支援し，そのサービスにつなげていけるのか等を，対象者の思いを確認しながらていねいに伝えていく．作業療法の終結の面接の最後には，作業療法を終了した後も，必要なときはいつでも支援できることを伝えることも忘れてはならない．

6．治療としての継続面接

作業療法士は作業活動を手段として治療・援助を展開していくが，対象者のニーズによっては，面接を定期的に実施していく場合もある．この場合は，言語的なやり取りを中心とし，面接そのものが治療となるので，精神療法や心理療法，カウンセリングの技法に学ぶところが大きい．

作業療法としての視点は，漠然とした対象者の不安や困難さを，日常生活での行動レベルに具体化していく作業を行いながら，解決策を一緒に考えていく作業をていねいに行うことである．この作業は，対象者の変化を対象者自身が気づいていき，感情と行動を結びつけていく認知行動の修正作業ともいえる．

リハビリテーションとしての面接の要点

作業療法面接はリハビリテーションとしての一過程という側面をもつ．リハビリテーション面接において留意すべき点として野中[6]がまとめたものに，筆者の考えを加えて以下に整理した．

1．障害をみつめる

さまざまな面接を通してみえてきた生活障害や作業障害となる具体的な特徴を同定し，可能なかぎり言語化し，対象者とともに，対象者の能力をみつめていくことが必要となる．その際，病前との能力の差もヒントになる場合もあるし，これからの希望も重要となる．

2．良いところ探し

生活支援のためには，本人の能力をしっかりと評価しておく必要がある．しかし，障害ばかりに目が行きすぎると，本人ができる可能性をつんでしまうことになる．障害があっても場面が変わると別の能力が発見できるし，機会があると意外な側面がみえてくる場合もある．対象者の良いところ探しの視点が重要となる．

3．当たり前の生活

評価やそれに基づく目標設定をする際に，現在のわが国の常識的な社会規範を心得ておきたい．

われわれの支援は，常識的な社会に住むための支援だからである．当たり前の生活をイメージしておく必要がある．

4．価値観にとらわれない

一方で，個性的な考え方や生き方について，それが実現可能であれば常識にとらわれすぎないようにしたい．本人の個性的な人生設計を現実的に支えるための工夫をしていく視点も重要となる．

5．環境へのアプローチ

能力は場面によって異なり，環境側との関係性で変化するという視点をもつ必要がある．その意味で，本人へのリハビリテーションを実施するだけでなく，環境へのアプローチがそれ以上に重要な場合もある．

6．客観的な情報に裏づけられた主観的な判断

まず，客観的な事実をできるだけ集める必要がある．しかし，事実の羅列だけでは意味はみえてこない．具体的な事実の蓄積と，その情報をもとに「対象者のこれまで，今，これから」を推論する能力が求められる．

作業療法士が面接をするうえで身につけたい技術

ここでは，作業療法士が面接をするうえで身につけたい技術を，面接を主たる治療・援助手段としている精神科医や心理職の先人の言葉を借りて紹介する（**表 1**）．

1．「読みとり」の技術―「感じる」能力[7)]

対象者は面接を通して，実に多くのメッセージを伝えてくれる．そのメッセージは，言語的なやり取りを中心にしながらも，言葉の中にこめられた思い，言葉にはできない思い，あえて言葉にしていない思い，対象者も気づいていない思い，面接場面の雰囲気等によって表される．それらのメッセージを受けとるには，言葉を超えた状況を感じる力が必要とされる．その力を磨くには，視覚，聴覚，嗅覚，味覚，触覚の五感のイメージの質と量を豊かにしていくトレーニングが必要とされる．「読みとる」「感じる」力は，「かかわる」「伝える」力となり作業療法の技となる．

「共感」「相手の身になる」という言葉で表現される場合もあるが，どれも感じる力を必要とされる．

2．自分自身に正直になる技法[7,8)]

作業療法士は対象者を前にしたとき，どのようなときでも「受容」し，「尊重」する態度を貫く必要がある．そのためには，自分自身の気持ちを整理する努力や自分の感情をありのままに受け

表 1　作業療法士が面接をするうえで身につけたい技術

1）「読みとり」の技術―「感じる」能力
2）自分自身に正直になる技法
3）「前向きな関係」「意味ある人間関係」を作り出す能力
4）「ストーリー」を読む能力

止め，その感情を客観的に捉えなおすことが必要となる．言い換えれば，さまざまな技法や理論を駆使して治療を試みようとしても，結果的には，技法や理論を超えた治療者自身の正直さだけが，対象者に伝わるともいわれている．そのことは治療者の「透明性」として表現される場合もある．対象者の「受容」と「共感的理解」には作業療法士が他者に開かれ，自分自身に正直になる必要がある．前提として作業療法士が自分自身に気づいていく作業が必要なのはいうまでもない．

3．「前向きな関係」「意味ある人間関係」を作り出す能力[8)]

作業療法の対象者はなんらかの理由で病み，苦しんでいる方々である．対象者にとって作業療法士という人間が向き合うことで「前向き」で「意味ある」関係を構築していけるような希望を提供していけたらよい．そのためには，作業療法士自身が前向きで意味ある人生を生きている実感が必要となる．

4．「ストーリー」を読む能力[8)]

データ収集のための面接の中でも触れたが，面接を通してストーリーがみえてくることが重要である．ストーリーとは，対象者の人生であり，現実の生活であり，人間関係であり，面接の中で流れる雰囲気等，幅広く多岐にわたる．完璧な事実を明らかにするようなストーリーはないが，作業療法士自身が「この人の人生はこんな感じだったんだな」と思える体験が対象者理解なのであり，重要な体験なのである．

以上，先人の名言を借りながら，筆者なりの作業療法士として面接を行う際に身につけておきたい技法を記してみた．どの技法も一夜にして可能となるものではない．日々の臨床を続けながら技法を磨く努力をしていきたいものである．

作業療法士が面接技能を向上させるために必要なこと

作業療法士ばかりでなく，どの職種にも専門職の技能を高めるために必要なこととして，基礎知識を学ぶ，専門的な理論を学ぶ等，研修はさまざまなものがあると思われる．しかし，何よりも臨床技術を高める作業で重要で効果的なものは，事例検討であると筆者は感じている．自分が作業療法を提供した事例をていねいに検討することは，自分の臨床を振り返り，技を磨くにはたいへん有効なものであり，面接技能も例外ではないと思う[8)]．

事例検討にもいくつかの方法がある．作業療法の面接技能を向上させるための事例検討の方法としては，①スーパービジョン，②事例検討会が挙げられる．

1．スーパービジョン

スーパービジョンはスーパーバイジー（事例報告者）とスーパーバイザー（経験者・指導者）とで行われる教育的振り返りである．一定の治療経過を扱うものと1回のセッションをていねいに振り返るものとがある．いずれも提供した作業療法の内容，つまり対象者の評価，作業療法士の関与の仕方，対象者と作業療法士間の関係性，そこで展開した作業活動の意味等，事実を明らかにしながらその妥当性についてバイザーとともに明らかにし，バイジーにさまざまな気づきをもたらす作業が重要である．スーパーバイザーとスーパーバイジーが2人で行うだけでなく，数人で行うグループスーパービジョンも有効である．

2．事例検討会

経験豊かなスーパーバイザーがいない場合でも，職場内や数人の仲間で事例を検討することは意味がある．進め方は，スーパービジョンと同様に作業療法経過をわかりやすく紹介しながら，参加者がわからない点を質問していくスタイルをとる．開始時に事例提供者が事例を提供する目的を明らかにして，提供者のニーズを満たしていく方法をとることが，提供者にとってメリットのある検討会となる．「私ならこんなかかわりをする」「こんな質問をするかもしれない」「こんな対応ができるかもしれない」「こんな作業を提供すればよいのではないか」等，参加者の「私ならこんなこと」発言は，事例提供者の明日からの実践の参考となるはずである．

また，他の職種も一緒に検討できれば，より幅の広い視点で事例を検討する機会となり，事例提供者ばかりでなく，参加者全員の参考となるはずである．

おわりに

一般的な面接の定義を紹介し，作業療法における面接を整理するとともに，作業療法士が身につけてほしい面接技術や面接技術を向上させるための日々の工夫を紹介した．

対人サービスを専門としていくものは，どの職種でも常に面接技術を高める努力が求められる．作業療法は対象者の健康的な側面に視点をおきながら，対象者の望む生活の実現に向けて具体的な支援をしていく．作業療法士に求められることは，対象者の言う言葉に秘められた真のニーズを捉える力である．そのために，言葉を大切にしながら，言葉に頼らないコミュニケーション技能が求められていることを自覚する必要がある．

技術を高める第一歩として，面接技術に関する本をしっかり読んでみることをお勧めする．自分にとっての面接に関するバイブルを探し，熟読し，そのことを反芻しながら，臨床経験を通してその技を磨いていく日々の努力を大切にしていきたい．

文献

1) 新福尚武（編）：精神医学大事典．講談社，pp833-834，1984
2) 下中　弘（編）：新版心理学事典．平凡社，pp781-782，1989
3) 冨岡詔子：作業面接の意義と構造（上）．OT ジャーナル　**23**：664-672，1989
4) 冨岡詔子：作業面接の意義と構造（下）．OT ジャーナル　**23**：736-745，1989
5) 山根　寛：精神障害と作業療法，第2版．三輪書店，pp119-153，2003
6) 野中　猛：リハビリテーション導入時の面接．精神科臨床サービス　**1**：59-63，2001
7) 神田橋條治：精神療法面接のコツ．岩崎学術出版社，pp9-255，1990
8) 大段智亮：面接の技法．メヂカルフレンド社，pp114-141，1978
9) 土居健郎：新訂方法としての面接─臨床家のために．医学書院，pp49-62，1992
10) 香山明美：作業療法士のインテーク面接─作業療法士の面接技能を高めるために必要なこと．精神科臨床サービス　**6**：319-323，2006

2

インテーク面接のコツ：精神障害

腰原　菊恵
京都大学大学院医学研究科

はじめに

作業療法士と対象者が初めて出会う機会として一番多いのは，作業療法を導入する際に行われるインテーク面接である．このインテーク面接で抱いた第一印象は，後々の治療関係に影響することも多く，作業療法士と対象者双方にとって重要な出会いといえる．

またお互いに相手のことがわかっていない状態で出会うため，最も緊張する面接になりやすい．このような場面において，対象者に負担をかけず，作業療法士も落ち着いて対応できるようになることが必要である．

本項では，このような特性をもつインテーク面接の目的や役割，主な流れ，治療・援助関係の構築に向けての配慮，対応の留意点についてまとめ，最後に具体例を示す．

インテーク面接の目的・役割

インテーク面接とは，作業療法の処方が出された後，作業療法のオリエンテーションをしながら，対象者の不安を軽減し作業療法導入をスムーズにするために行う面接のことである[1,2]．

この面接では，対象者に作業療法を正しく理解してもらうことよりも，新しいこと（作業療法）を始める際の不安の軽減を図り，安心して作業療法に取り組めるように配慮する．そのため，インテーク面接では，病気や発病時の様子等に関する質問は控えておくほうが無難であり，対象者が症状や病気について話してきた際には，その思いを受け止めるにとどめておくほうがよい．対象者にとって，作業療法をしてみようか，見学してみたいと思えるような「次につなぐ出会い」になることが望ましい．

そして，対象者の今後の生活や作業療法に対する希望を聞きながら，作業療法で何を援助できるのか，援助の限界はどこまでかを対象者に伝えていくことも，インテーク面接の大切な役割である．対象者の思いも確認しながら，作業療法の説明をし，作業療法をどのように開始するかの同意を得るインフォームド・コンセント（説明と同意）を含む面接ともいえる．

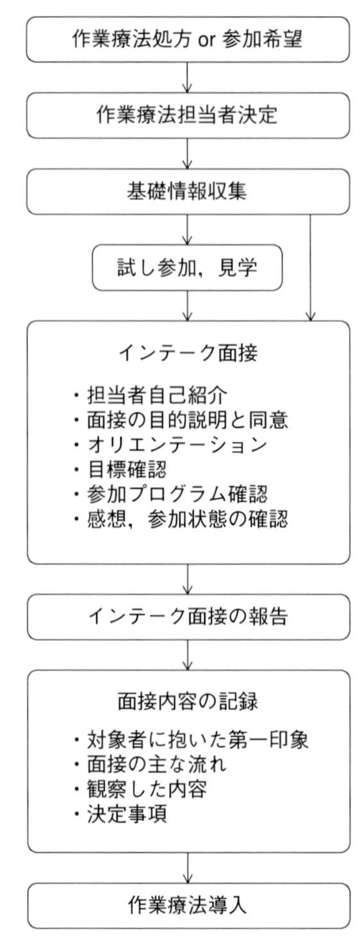

図1 作業療法処方から導入までの主な流れ

インテーク面接の流れ

作業療法の処方が出されてから作業療法導入までの主な流れを**図1**に示し，インテーク面接の主な流れについて以下に説明する．

1．インテーク面接前

作業療法の導入には，主治医や看護師が必要と判断して処方される場合や，対象者が作業療法の場面を見て希望する場合，他の患者から勧められて対象者が希望する場合等がある．導入のされ方によって，対象者の作業療法に関する情報量やイメージは異なるため，インテーク面接も対象者の状態に合わせて行うことが必要である．

作業療法の処方が出された後，担当者を決め，インテーク面接は通常その担当者が行うことになる．処方が出された時点で，ある程度の情報を得ることが多いが，対象者と作業療法士の負担を軽減するためにも，事前にある程度の情報を得ていたほうがよい．処方が出てからできるだけ早くインテーク面接を行うことが望ましく，すぐに行うことが無理であれば，いつごろ行えるかを主治医や看護師に話をしておくほうがよい．処方が出てからできるだけ早く面接を行うのは，対象者が作業療法導入がいつになるのか，自分は忘れられているのではないかと不安に思うことを避けるためである．

面接は，対象者の病室を訪れていったり，作業療法室に来てもらったり，面接室で行う場合もある．主治医や看護師も作業療法導入が適切であるかわからない場合は，主治医や看護師と共に作業療法室を見学して，その様子を観察し導入の適否を決める場合もある．実際に作業療法室で行っている作業や，作業療法室での過ごし方を説明しながら対象者を観察し，導入の適否を判断するほうがよいため，試し参加や見学をしてもらってから面接を行う場合もある．

導入の方法を考える際に大切なのは，対象者が安心して作業療法士の話を聞くことができ，自分の思いを述べることができるような方法で行うことである．

2．インテーク面接

まず初めに，作業療法士の自己紹介を行うこととなるが，作業療法士個人に関する情報は，転移の影響が後々の援助や治療関係の妨げになる場合があるため，必要最低限の情報にとどめておくほうがよい[1)]．簡単に自己紹介をした後，あらためて面接の目的を述べて同意を得る．

同意が得られなかった場合は，いつなら大丈夫か，どこで行うか等を話し合うことが必要になる．同意が得られた場合は，話をした内容の秘密は守ること，話したくないことは話さなくてもよいことを事前に伝え，作業療法の簡単なオリエンテーションをする．

具体的に話す内容としては，①医師や看護師から作業療法の説明をどのように聞いているか，②作業療法の導入についてどんな気持ちでいるか，③入院生活の感想，④今，困っていることや心配なことはないか，⑤作業療法でしてみたいことはあるか，⑥将来的な希望について，等である．

対象者の話を聞くときは，対象者の話が適切でなかったとしても，修正したり批判したりせずに，対象者の思いを聞くことが大切である．対象者の話をうなずいて聞いたり，理解できたことを対象者に伝える等の聞き入る姿勢を示すことが不安の軽減につながることになる．

面接中は対象者の非言語的なサインにも常に意識を向け，疲れや不安等がみられたら，中断することも念頭に置く必要がある．こうしたことを観察するためにも，面接中はできるだけ記録をとらずに，どうしても心配な場合のみ最初に対象者に断ってから，ポイントだけを書く程度にするほうがよい．これは話をしながら記録を書くことで，目の前の対象者の観察ができないだけでなく，対象者の思いや，言葉の背景にある気持ちを考えずに話を進めてしまうことが生じやすいためである．インテーク面接の際は，みて感じることに意識を向けることで理解できることも多い．

最後に，さしあたりの目標（心づもり）と参加プログラム（曜日・時間・場所）[3)]を確認したり，何かあった場合に作業療法士に連絡をとる方法等を説明する．その際に，作業療法の簡単な説明を書いた用紙と，対象者の目標と参加プログラムをその場で書いて渡す等をすると，いつでも対象者が確認でき不安の軽減につながる．

面接の終わりに，感想や疲れなかったか，質問はないか等を尋ね，話をしてくれたことに対する配慮をしておくことが今後のかかわりに役立つ．

3．インテーク面接後

対象者と話をした様子を，主治医や看護師に伝え，導入が難しいようであればそのことを相談したり，作業療法が開始できる状態であれば，次回から作業療法をどのように開始するのかを伝えておく．このときに送迎の有無やリスクについてもあらためて確認しておくとよい．また，作業療法の記録として，以下の内容を書いておくと治療経過を振り返る際の役に立つことがある．①対象者へ抱いた第一印象，②面接のおもな流れと話した内容，③対象者の外観，表情，視線，動き，話し方，会話の量，会話の連続性等，④観察から評価された緊張や不安の程度，理解力やコミュニケーション能力等，⑤次回の作業療法に関する決まった事項，等である．

こうした記録を書くことで，面接を振り返りながら客観的に自分の行動を振り返り，対象者の状態をあらためて評価することもできる．こうした情報は，今後へのかかわり方の検討やかかわりの変化を振り返る際の貴重な情報になる．作業療法士が抱いた対象者に対する第一印象は，作業療法士の逆転移を自覚するためであり，意識化しておくことで相互の関係を客観的にみるためである[1]．

インテーク面接での観察の視点

インテーク面接において，対象者と言葉でのコミュニケーションだけでなく，非言語的なサインを観察することも大切な評価となる．対象者の反応（感覚・知覚・認知パターン）は，本人の表情や，視線，話し方，動き等に表れる．対象者自身が無意識に表しているものから，対象者の精神状態の一部を評価することとなる[4]．主に注意してみておくことが必要な点を以下に挙げる．

1．表情

表情には緊張や不安等そのときの気持ちが表れることが多く，表情の変化がなかったり，硬い表情をしていたり，不安そうな表情をしている場合は，緊張していたり不安定な状態にいる場合が多い．たとえ笑顔でいても，喜んでいる笑顔ではなく，困っている笑顔の場合もある．

2．視線

視線はそのときの気持ちが表れやすく，視線が合わなかったり，一点を見つめていたり，キョロキョロとしている場合は不安を感じていたり，落ち着いていないことが多かったり，作業療法や作業療法士に対して拒否的な気持ちを抱いていることも考えられる．目を伏せたり，うつむいている場合は，回避的な意味をもっている場合と緊張を避ける意味等が考えられる．

3．話し方

話し方は言葉の内容よりも話す速さや，声の大きさ，言葉の量，話す間合い等言葉の表情の部分に精神状態の変化が表れる．話したい気持ちのときは話すテンポが速くなったり，気持ちが沈んだり話したくないときにはテンポが遅くなることがある．落ち着き始めると話す速さや声の大きさに不自然さがなくなり，相手の話を聞く余裕が感じられるようになる．

4．動き

動きは対象者の気持ちや精神状態が表れやすく（隠すことが難しい），始終動いていたり，動きが緩慢な場合は，薬物の影響も考えられるが，精神症状の影響や，落ち着かなかったり，不安を感じていることもうかがえる．

以上を参考に対象者を観察し，面接を続けていく中で緊張や不安が緩和されなかったり，より強まった場合は，面接は中止して次回につなげるほうが対象者に負担をかけずにすむ場合もある．このときの様子をみて，次回からの参加形態を決めることになるため，臨機応変に対応することが求められる．

治療・援助関係の構築に向けての配慮

インテーク面接では，対象者の状態がわからずに出会うことも多いため，安易に約束をしたり，対象者の希望をすべて保証するようなことは避けておくほうがよい．また，インテーク面接で作業療法に対しての希望が多く出ても回数や時間や内容は枠を広げすぎずに，様子をみながら相談をして適時変更しておくことを対象者にも告げて，ひとまずは無理のない範囲で治療構造を決めるほうが，後で困ることが少ない．

また，対象者に拒否的な態度をとられたとしても，一度であきらめずに，対象者の状態を観察しながら，少し時間をおいてから話をしてみたり，ときに様子をうかがいに行く等，関心を寄せていることを伝えていくことが大切と思われる．一度の出会いで対象者を何とかしようとすると，その気負いが対象者の負担になったり，作業療法士の期待や援助に応えようとして無理をさせてしまう危険性があることを念頭に置く必要がある．

作業療法士が対象者の気持ちを考え，できるだけコミュニケーションを図りながら，対象者を理解しようという姿勢がみられれば，自然と対象者に伝わり，作業療法の継続が得られやすい．ただし，作業療法士も完璧ではないため，うまくいかなかったり，対象者に拒否をされたりすることもある．そうしたときこそ，自分のかかわり方，対象者のそのときの状態をしっかりと整理して，振り返ることが必要であり，そうすることが力を養うことにつながる．また，そうした際に自分だけで考えずに，第三者に相談したり（スーパーバイズを受けたり），症例検討会に出していろいろな人の意見を聴くことも，対象者の理解を深めるうえで有用である．

対応の留意点

インテーク面接は初めての出会いであり，対象者も作業療法士も緊張しやすい場面となる．作業療法士は，緊張していることを隠そうとするよりも，緊張して当然な場面であり，緊張している自分を認めることで次第に落ち着いて話ができるようになる．出会いのときには，作業療法士も対象者からどのような人かとみられていることを忘れずに，対応することが大切である．

ただし，対象者を目の前にしたときには，みられている自分を意識するのではなく，対象者のことだけを考えて接し，自分がみられていることは忘れてしまうぐらい，真剣に相手のことを考えることが重要である．

インテーク面接は作業を介せずにかかわることも多く，対象者のコミュニケーション能力もわかっていないことが多いため，対象者の言葉を理解しようとして，本心を見逃してしまう危険性もある．対象者の表情，目線，動き等を観察して，言葉の背景にある本当の思いを知ろうとする（考える）ことが必要になる．

対象者の話を聞き返したり，うなずきながら聞いたりすることは，対象者に「あなたの話を聞いている」という非言語メッセージを伝えることになるが，形式的にこれらをすると相手の話す意欲をそいでしまうことがある．形式的でなく，対象者のことを本当に理解したいという思いを抱きながら話を聞くことが大切なことと感じている．

対象者の問題点をみつけようと話を聞くことよりも，対象者を理解しようとするほうが，スムースに話をすることができ，対象者にもその思いが通じる．作業療法士は，①対象者も緊張していること，②大変な体験をしてきていることを十分理解し，③何かをしなくてはならないと思わせない，④安心できることを一緒に探す姿勢を示す，⑤困っていることを一緒に考えていく姿勢を示す，⑥常に前向きな姿勢で対応する，といったことを心がけるとよい．

また，対象者のレベルや目的に合わせたオリエンテーションができるよう準備をしておくことも大切である．

対象者の話を聞く中で，作業療法士自身もいろいろと感じたり，思うことがあると思うが，自分の価値観を押しつけたり，説得するようなことはしないよう，気をつける必要がある．インテーク面接は，あくまでも対象者の思いを聞き取るという面接であることを忘れてはならない．また，いろいろと確認したいことが出てくる可能性もあるが，質問攻めにしたり，批判的な意味を込めた聞き方をしないように気をつけたほうがよい．

さまざまな対応のコツを提示してきたが，作業療法士が話す言葉や，対応が対象者にとってどのような影響を与えるか，ということを考えながら対応していることが大切であり，そうすることで大きな危険性を避けられると思われる．

具体例

最後に今までの内容を踏まえて，インテーク面接の一例を挙げる．提示している例はあくまでも例であり，対象者の状態や作業療法の導入の仕方によって対応の変更が必要になる．なお，会話の後の括弧内はそれぞれの理由や注意点である．

Cさん．20代女性，統合失調症

OT：はじめまして．OTのAです．主治医のB医師からCさんの作業療法の依頼が出たのでうかがったのですが，今，作業療法についてのお話をしてもよろしいですか？

（はじめに簡単な自己紹介と対象者に会いに来た理由の説明，対象者に面接の同意を得ることが最低限必要になる）

Cさん：はい．かまいません．

（もし，ここで対象者の同意が得られない場合はいつなら大丈夫か，拒否的であれば無理をせずに止めておくことも必要になる）

OT：ありがとうございます．あらためまして作業療法の担当をさせていただきますOTのAです．よろしくお願いします．今から作業療法の話をさせていただいたり，お話を伺うこともありますが，無理していろいろと話さなくても大丈夫ですし，ここで話したことは他の人には話しませんから安心して話をしてください．まず，Cさんは作業療法についてB医師からどのように聞いていますか？

（対象者の不安を軽減させるために守秘義務と無理をしなくてよい保証を事前に行う．ただし，言い方によってはかえって不安感を高める場合もあるので対象者の状態をみて言うタイミングや言い方を判断する．何から話を始めるかは対象者の状態やOT開始までの経緯によって異なるため，対象者についての事前情報や観察による評価が大切になる）

Cさん：B医師は入院して2週間経ったので，少しずつ身体を動かしたり，物を作ったりしてリハビリを始めてはどうかと言っていました．私も入院していると何もすることがなくて，変なことばかり考えてしまうし，なんだか落ち着かなくて……．

（ここで対象者の主治医の説明に対する理解力や現実感などの評価をすることもできる）

OT：そうですか．入院して2週間なのですね．少しずつ入院生活にも慣れてくるころですし，何もしないでいるのもしんどいですよね．

（対象者の作業療法に対する正確な知識を確認するのではなく，対象者の言ったことで理解できたことをそのまま対象者に返し，思いを受け取ることが大事である）

Cさん：そうなんです．しんどいんです．作業療法で落ち着かないのが解消できますか？

OT：解消できるかはわかりませんが，軽く身体を動かしたり，作業で作品を作ったり，散歩に行ったり，音楽を聴いたりしていると他のことを考えなくてすんだり，1日の時間の使い方にメリハリがついてくると思います．作業療法では，そうした活動をすることでCさんの気持ちが落ち着いてくるための手助けをすることになります．

（対象者に言われたことで，できないことはできないとはっきりと言い，できない約束はしないことが大事である．また，作業療法のオリエンテーションの内容は対象者のレベルや目的によって異なるため対象者を観察しつつ話をすることが大切である）

Cさん：そうですか．まだよくわからないけど，作業療法でいろいろとできるんですね．

OT：そうですね．いろいろと作業はありますので，どんなことをしてみたらCさんの気持ちが落ち着くかまずは試してみませんか？

Cさん：はい．やってみます．少し動いたら夜も眠れるようになりますか？

OT：夜も眠れないんですか？　それもしんどいですね．寝つきが悪いんですか？　途中で起きてしまうとか，朝早く起きてしまうとか？

Cさん：お薬を出してもらっているんですけど，なかなか寝つけなくて…….

（会話の中で自然と対象者から入院生活で困っていることを話すこともあり，話をしたときに具体的に聞いておくとよいが，聞きすぎは対象者の負担になる可能性があるため注意する．また，対象者が困っていることを解消することから取りかかると導入がしやすい）

OT：作業をしたら，身体を使ったり考えたりするからほどよく疲れて眠れるようになることもありますよ．

Cさん：それならうれしいです．ぜひ，やってみたいです．私にできるか不安だけど…….

OT：今はよくわからないから不安になりますよね．実際に何をするかは一度作業療法を見学してから一緒に相談して決めていきましょう．

（本人が強く希望している作業や導入プログラムが決まっている場合以外は，面接のときの様子だけで何をするかを決めるより，実際の場にて対象者の様子も確認しながら，行う作業や時間などを決めるほうが対象者に適した内容を決めることができる）

Cさん：ありがとうございます．

OT：それでは明日の1時に迎えに来ますので，一緒に作業療法室に行ってから相談しましょう．今日のお話だけではわからないこともあると思いますので，作業療法の説明をしたパンフレットをお渡ししますね．今の時点でわからないことや聞いておきたいことがありますか？

（ある程度理解力のある人であれば，その場の話で無理に理解してもらおうとするよりもパンフレットなどに目を通してもらい理解してもらうほうが良い場合がある．不明なことがあったら，いつでも確認できる安心感を提供することにもなる）

Cさん：迎えに来てくれるんですね．部屋で待っていたらよいですね．

OT：はい．そうです．また何か心配なことや確認したいことがあったら看護師さんに言ってもらったら，私に連絡してもらえるようにしておきますね．突然来たのに話をしてもらってありがとうございました．いろいろとお話をして疲れませんでしたか？

（一度に多くのことを理解したり確認するよりも，担当OTを知ってもらい，対象者が次に困らないようにすることが大切である．面接の終わりに感想や疲れなかったか，質問はないか等を尋ね，話をしてくれたことに対する配慮をしておくと今後のかかわりに役立つ）

Cさん：大丈夫です．

OT：それでは，今日はこれで失礼します．また明日うかがいしますので，よろしくお願いします．

おわりに

初めての出会いとは，両者にとって緊張する場面であり，不安なことも多い．対象者が体験してきた大変さを思いながら，次第に緊張がほどけていくかかわりをしていくように努力していきたいものである．今回は，入院時の作業療法導入を視野において述べたが，デイケアや他の社会復帰施設等，通院，通所者に対する場合も基本的には同様な配慮が必要である．

文献

1）山根　寛：精神障害と作業療法第2版．三輪書店，pp110-153，2003
2）香山明美：作業療法士のインテーク面接—作業療法士の面接技能を高めるために必要なこと．精神科臨床サービス　6：319-323，2006
3）小林正義：急性期の作業療法．香山明美，他（編）：生活を支援する精神障害作業療法—急性期から地域実践まで．医歯薬出版，pp56-77，2007
4）腰原菊恵：早期作業療法評価の視点．日本作業療法士協会（編）：ニューロングステイをつくらない作業療法のコツ．日本作業療法士協会，pp13-18，2006

3

インテーク面接のコツ：発達障害

出会いと作業療法ストーリーの確認

辛島千恵子
名古屋大学医学部保健学科

はじめに

インテーク面接とは，一般的には，受理面接，初回面接とよばれ，作業療法士が対象者に対して最初に行う面接のことである．筆者は，発達障害領域のインテーク面接を「出会いと作業療法ストーリーの確認」という副題をつけて，臨床にすぐに役立つ論理と実践方法の解説を展開する．

インテーク面接は，病院，福祉施設，地域の発達支援センター等の機能や作業療法実施に至るプロセスによっても，意義や目的は異なる．たとえば，医師の指示箋による場合は，作業療法実施にあたっての最低限度の説明と同意は医師が行っている．また，対象者の基本的，医学的，社会的情報をカルテ等から収集したうえで開始することができる．

しかし，地域の就学前通園施設や授産施設，知的障害者通園施設，入所施設，身体障害者療護施設等では，個別支援計画や療育計画づくりの前段階の状態で，作業療法士のインテーク面接が開始されることが多いため，対象者の希望や要望を把握して，適切な介入や支援を組み立てるための，大きな判断材料を提供する立場となる．地域の施設では，医学的知識から対象者の真のニーズを統合する専門職が少ないために，その役割は大きいと考える．

本項では，インテーク面接のコツを，1．インテーク面接のストーリー（導入），2．対象児・者，家族を理解する態度と場（出会いの場づくり，関係づくり），3．専門的技術（作業療法ストーリーの確認），4．インテーク面接の実施と留意点という順序で解説する．

インテーク面接のストーリー（導入）

エキスパート[*1]といわれる作業療法士ほどこのインテーク面接の技術が優れている．対象児・者，家族を理解する態度と場（出会いの場づくり，関係づくり，**図1**）のストーリーは，その後の作業療法を展開するうえで重要な要である．しかし，あまりにも自然に進行していくので，その中にある技術のエッセンスを言語化して伝えることが難しいのも事実である．たとえば，作業療法士が家族の思いや語りを傾聴する様子を想像してほしい．対象児・者や家族は，時間の流れに伴い少しずつリラックスして，思いや語りの表示が増えている．このような場面が，対象児・者

[*1] エキスパート：熟達者とも訳される．普通の人が持ち得ない専門性を備えた人物を指す．語ることのできる知識以上のことを身につけており，実践できる[1)]．

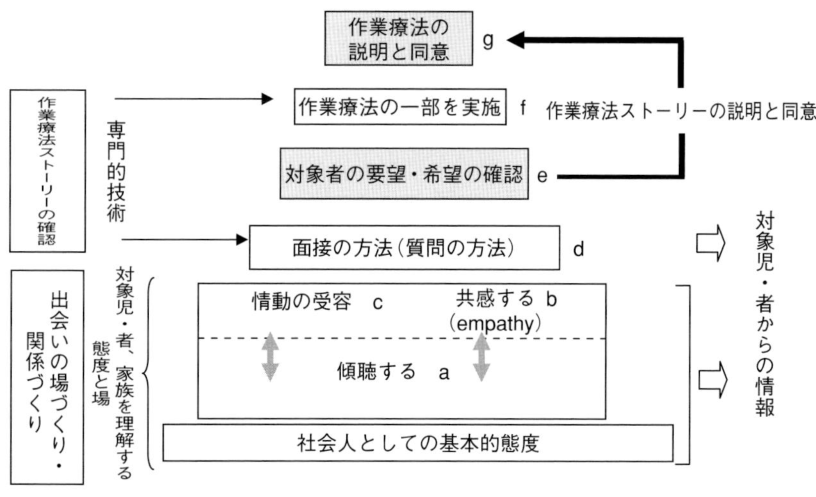

図1 発達障害領域・インテーク面接の技法

を理解する態度と場に相当する．続いて，対象児（自閉的傾向を示し，言葉の表示が遅れている．以下A君）が，作業療法室の隅でミニカーを見つけて遊び始めているとする（**図5**，26頁）．しばらくすると，作業療法士からA君や家族（以下，お母さん）の関心事に的を絞った簡単な質問が始まる．徐々に，A君やお母さんの語りや思いの表示を多く導き，その交信から，A君の育ちに対する要望や希望を感じとるか，または，直接聴くようにする．この状況が，専門的技術（作業療法ストーリーの確認）の入り口となる「面接の方法（質問の方法）」である（**図1d**）．このプロセスから，対象者からの情報を適切に集めることができる．たとえば，お母さんの要望が，他児と少しでも一緒に遊ぶことができるようになってほしいと感じていると作業療法士が判断した場合を想定する．

作業療法士はA君に近づき，A君の遊びを見守りながら，そばで同じ遊びを真似る（**図6**，26頁）．一見，遊びを共有している気配はない．しばらくするとA君は，そばにいる作業療法士に関心を寄せるように，何度も見るようになった（**図7**，26頁）．作業療法士は，A君の持っているミニカーと同じものを近づけてみると，A君も自分のミニカーを近づける．そして，作業療法士が「ミニカーちょうだい」といって手を出すと，別のミニカーを手渡した（**図8**，26頁）．この場面は，A君の遊びに関心を寄せて，同じ遊びを展開しながら，遊びや場を共有する方法で，A君との非言語的コミュニケーションの関係を展開している．

A君は，人とかかわれなくて，一人で遊んでいるのではなく，人への関心の寄せ方が，他の子どもたちと異なるだけであること．そして，そのような子どもの思いを私たち大人が理解して，かかわる方法を工夫することで仲間や大人と遊びを共有し，共感しあえるようになることを伝える．

このような作業療法の一部の実施（**図1f**）を通じて，得られた肯定的情報をお母さんに伝えることで，お母さんは作業療法がどのような療法なのか，または，どのようなサービスを提示できる専門職なのか，おおよそ察しがつくようになる（**図1g**，作業療法の説明と同意）．

作業療法士が保健師やカウンセラー等の専門家と明らかに異なるところは，インテーク面接で作業療法の一部を実施し，対象児・者や家族の要望に沿った結果を得ることから，作業療法の理解を促し，かつ次回への期待へとつなげることができることである．しかし，**図1**の専門的技術はそれほど早く身につくものではない．臨床経験の少ない作業療法士は，作業療法をていねいに説明する時間を惜しまず，同意を得ることが大切である．

対象児・者，家族を理解する態度と場—出会いの場づくり，関係づくり

図1の「対象児・者，家族を理解する態度と場」に示されているように，社会人としての基本的態度がベースとなる．出会いでの態度や挨拶のしかたは重要である．相手の立場に立つ余裕をもつことで，清潔な身だしなみへの気遣いや，自然に思いやる心が伝わる挨拶ができるようになる．この瞬間に対象児・者やご家族の心が開くことも多いのである．ときには，子どもの関心のあるキャラクターのバッチをつける等，工夫が必要なときも多い．

次のステップとしては，本項の骨子となる「傾聴」「共感」「情動の受容」について詳しく解説する．

1．傾聴する（図1a）

傾聴とは，対象者の話に関心を寄せながら聴くことである[2)]．まずは，対象者の話を受け止める．そして，面接者の受け止めようとしている態度を感じた対象者は，自分の思いや訴えを理解しようとしてくれていると感じて，さらに多くの思いを語るようになる．これがインテーク面接で一番大切なことである．

具体的な態度としては，適度に視線を合わせる，上半身を少し対象者に向ける等の作業療法士自身の非言語的コミュニケーションに気を配ることが大切である[3)]．次に，対象者の声の調子を察知して，思いの強さに応じてうなずき，相づちをうつといった言語的追跡態度も重要である[3)]．

2．共感する（empathy，sympathy，図1b）

傾聴の態度と重複する要素が大きいが，あえてインテーク面接での共感について整理するので，具体的な作業療法場面にも応用していただきたい．

共感には2つの意味がある．1つは，相手と同じ感情をもつこと（情動的共感：sympathy）と，相手の感情を相手の身になって共に感じること（認知的共感：empathy）[4)]があるが，インテーク面接では，まずは後者が大切である．対象児・者のあるがままの思いや，心のありようをそのままの形で受け止めるという意味合いである．つまり，傾聴のベースは，この共感（empathy）である．

3．情動の受容（図1c）

特に乳幼児期の場合は，養育者の情動の受容が重要である．A養育者は，冷静沈着な表示，B養育者は，不安を次から次へと表示，C養育者は，情報収集したことを確認するような表示というように，表示のしかたはそれぞれである．

しかし，表示の後ろに内在された情動は不安がベースになっている．その情動を受け止めるた

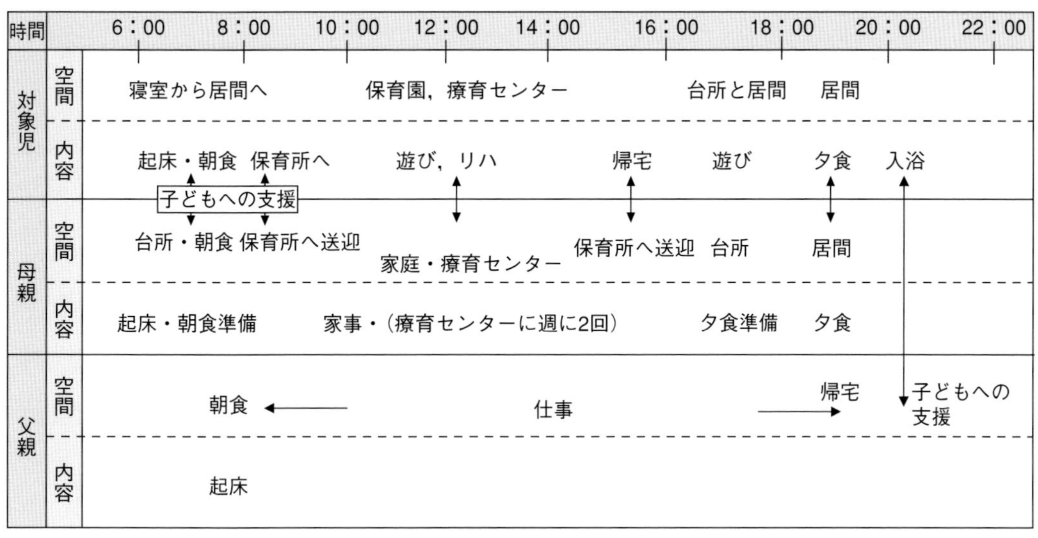

図2 **三間表**[5,6)]

いつ（時間），誰が（人間関係），どこで何を（空間）ということを対象児・者や養育者の話からまとめる．または，一緒に表を見ながら生活を語っていただく．
両矢印は，子どもにかかわっている人，時間，内容を示す．

めには，共感（empathy）を主軸とした傾聴の態度が，相手に安心感を築いていくことにつながる．つまり，根底の不安を安心に近づけることになり，真の思いを語っていただける段階に発展する．

専門的技術—作業療法ストーリーの確認

出会いの場づくりで対象児・者に安心のベースを築き上げながら，少しずつ作業療法計画や個別支援計画に必要な情報を集める段階へと進めていく．

1．面接の方法（質問の方法，図1d）

インテーク面接における質問の方法は，あくまでも対象児・者，家族を理解する態度と場づくりの延長線上にあることを心に止めておく必要がある．つまり，医療機関であっても，福祉施設であっても，対象者の生活のいとなみから，あるがままの思いを受け止めることが大切である．

このとき新米[*2]作業療法士に準備していただきたいのが，三間表（**図2**）[5,6)]である．用紙に記載する場合は，承諾を得て書きとどめておくようにする．対象者（たとえば養育者）には，普段の生活の様子を三間表を用いて質問をしたり，ご本人で記入をする．その中で，子どものできること，できないことや子どもを生活の中でどのように受けとめているかなどを自然に語ることができるようになる．そして，作業療法士は，対象児・者や養育者の生活の思いや困難に感じていること等から，どのようなお手伝いができるかを説明するのもよいかもしれない．また，基本的

[*2] 新米：一度に一つのことしかできず，予想外のことが起こるとあたふたし，自信がない．決まりきったことはできても，応用することは難しいし，周りの状況に合わせて行動することができない[1)]．

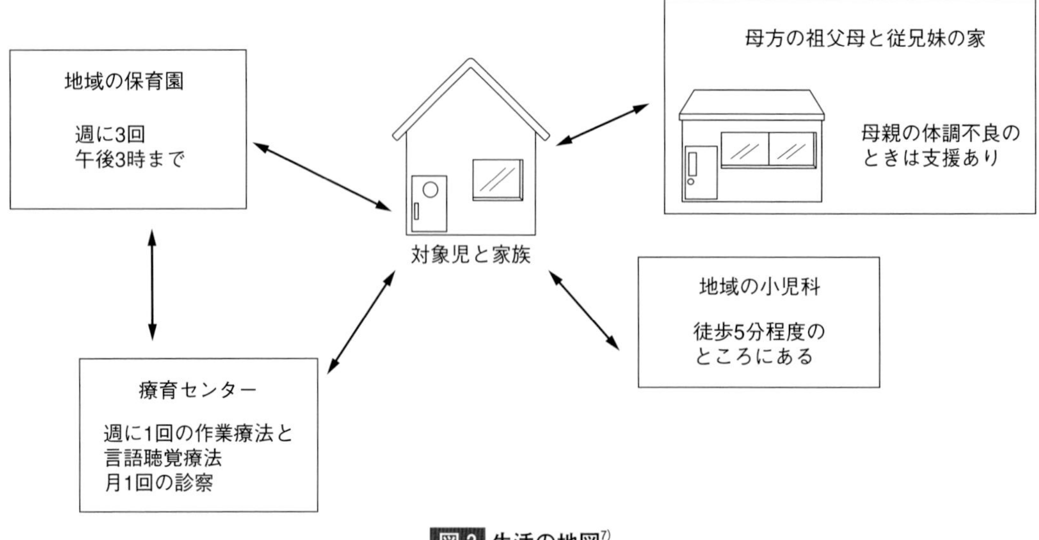

図3 生活の地図[7)]

対象児・者を取り巻く，支援する人（専門職，親戚，友人）や機関を記入して，当事者や支援する人が人的，物的支援を確認する．

ADL や手段的 ADL，社会生活活動等の質問項目を，いくつかの文献から事前に整理しておくとよい．

インテーク面接では，できるだけ評価用紙等を準備せずに，作業療法士の思いが反映された言葉として，「好きな食べ物は何ですか」「好きな人はいますか」「好きな人となら遊べますか」等，対象児・者の肯定的側面を自然に語っていただけるような質問を整理しておくことが大切である．また，社会生活活動等は，生活の地図（**図3**）[7)]として，承諾を得て情報を整理しておくとよい．

2．対象児・者の要望・希望の確認（図 1e）

対象児・者からの要望や希望は，時間の流れや作業療法の進展によって量も質も変わっていくことがある．インテーク面接を終了したあとの評価プロセスで，絞りこまれていくことのほうが多い．対象児・者や家族が生活の思いから「もう少し……兄弟と遊ぶことができたら」「予定が少々変更になっても，我慢できるといいのに」「ご飯をよく噛んで食べてくれたら」等の思いを１つだけ拾い上げて，次の作業療法の一部実施へと進む．

3．作業療法の一部実施（図 1f）

ここでは，専門的技術が問われるところである（「インテーク面接の実施と留意点」を参照）．そのため，新米作業療法士は，生活の中での思いを傾聴するときには，事前の情報から予測を立てて，事前にある程度計画を立ててからインテーク面接を実施することをおすすめする．

たとえば，事前の情報から，対象児の臨床像が特定されると，最近読んだ専門書や○○の研修会で学んだ技術から実践を示し，対象児・者や家族に「作業療法士は，こんなことができるんだ」ということを理解していただくことが必要である．

つまり，療育目標や個別支援目標が導かれたあとの作業療法計画に基づいた実践ではなく，あくまでも「今，作業療法士ができること（工夫）」を実践で示すことで，作業療法を体感していただくことが目的なのである．対象児・者，家族にとって意味ある活動を遂行するための手段を考えることができる，唯一の専門職であることをアピールするのである．カウンセラー，臨床心理士が実施するインテーク面接との違いは，活動遂行にあたっての手段を具体的に提案できることである．蛇足であるが，筆者はこの出会いの場面において，実践を通して小さな成果を示すことができる作業療法士の技術に，誇りを感じずにはいられない．

4．作業療法の説明と同意（図 1 g）

すでに，実践で示すことができていれば話は早い．示すことができなかった場合や，まだ説明が必要な場合は，ていねいに説明をする．しかし，それでも同意が十分得られていないと感じた場合は，今回のインテーク面接の情報を整理したうえで，作業療法計画を立て，実践を次回に持ち込んでも大丈夫である．

つまり，極論をいえば，対象児・者，家族を理解する態度と場（出会いの場づくり・関係づくり）で「傾聴」「共感」「情動の受容」（**図 1a〜c**）の関係が成立しておけば，対象児・者や家族の方は「安心」をベースに関わりを深めようとするのである．

インテーク面接の実施と留意点

「対象児・者，家族を理解する態度と場（出会いの場づくり・関係づくり）」と「専門的技術（作業療法ストーリーの確認）」について，冒頭で紹介した A 君とお母さんとの具体的なインテーク面接場面を述べる．実際のインテーク面接では，**図 1** の「対象児・者，家族を理解する態度と場」と「専門的技術」の各層が，交互に行われることや，同時に進行することが多い．また，運動障害をもつ対象児と養育者（乳幼児期），発達障害をもつ対象児と養育者（乳幼児期，学童期），学童・成人期の対象者のインテーク面接の留意点については，**表 1** に示す．

1．インテーク面接の場所と状況

外来診療の医師から，作業療法の開始を伝えられた後に，A 君の手を引いて，来室．作業療法室はトランポリン，吊り遊具や机，椅子，玩具がある．床にはマットが敷き詰められており，子どもが安全に遊べる環境である（**図 4**）．主にお母さんとインテーク面接を行う場面である．［　　］内は，面接対象児・者や作業療法士の考え，意図，行為を示す．このように発達障害領域のインテーク面接は，特別な個室を避けて子どもが遊べる部屋で行う場合が多い．

2．A 君とお母さんを理解する態度と場（出会いの場づくり・関係づくり）

OT：はじめまして，作業療法士の B と申します．よろしくお願いします．

お母さん：よろしくお願いします．［A 君の手をしっかり握っている］

OT：私の名前は，B です．［腰を屈めてお辞儀をする］僕のお名前教えてください．［しゃがんで］（**図 1a**）

A 君：［作業療法室の隅にあるミニカーを見つけて，じっと見ている］

お母さん：すみません．おしゃべりできないんです．［少し OT から視線をそらして，答え

表1 インテーク面接の留意点

	運動障害をもつ対象児と養育者（乳幼児期）	軽度発達障害をもつ対象児と養育者（乳幼児期，学童期）	学童・成人期の対象者
出会いの場づくり・関係づくり（対象児・者を理解する態度）	1．対象児 養育者に抱かれている場面から，働きかけ（声かけ，人の声，触る，動かされ方，物音等）に対する身体表示（運動反応や声，表情等）を受けとめる 2．養育者 養育者から語られる思いから，①子どもの育ちの捉え方，②育児に関すること，③養育者自身のこと等について区別しながら傾聴する 3．二者関係* 子どもと養育者の交互コミュニケーションについて，①情動の交流，②身体表示の理解等を観察する	1．対象児 場，状況への適応性を観察する 対象児が適応しやすい場を設定する （部屋の大きさ，玩具，人との距離等） 2．養育者 養育者から語られる思いから，①家庭生活，②保育集団，③対象児自身の育ちの捉え方等を区別しながら傾聴する 3．二者関係 養育者の褒める，共感する等のスキルを観察する	1．言語的コミュニケーションがとれる場合は，生活全般における（学校生活や仲間関係，家族，日常生活活動等）思いに傾聴し，思いが表示しやすいように，例示等をして促す．また，知的レベルによっては，絵や写真等を使って思いを引き出す 2．非言語的コミュニケーション手段を利用する場合は，できるだけ簡単（単語レベル）な質問をして，Yes・No の表示を確認する．特に身体の動きや表情，声等の観察が大切 3．障害が重度の場合は，発語しやすい姿勢や場の状況を整えて，身体表示できる環境を設定する．重度知的障害の場合は，気になる行動が抑制されること自体が外界へ関心を向けている表示であることを理解しておく
作業療法ストーリーを確認する（専門的技術）	1．「対象児・者を理解する態度」で養育者の思いを受けとめた内容を，①子どもの育ちの捉え方，②育児に関すること，③養育者自身のこと等から，特に養育者が肯定的に受けとめている活動から具体的な要望を聴く 2．「三間表」，「生活の地図」のみでなく，PRDI（Pediatric Evaluation of Disability Inventory）等の項目を参考に生活について，対象児のできることから質問をする 3．育児場面を再現してもらい，その場面での養育者の要望を聴き，「もう少し○○のようにすれば，もっと対象児の自発性が促される」ということを実際にデモンストレーションする 4．作業療法士が育児や対象児の育ちを援助する専門職であることを述べる	1．養育者 家庭生活・保育集団・対象児自身の育ちに対する思いに基づいて，「三間表」，「生活の地図」を一緒につくる中で，生活を整理して要望を整理する手伝いをする 要望の一部の要素を確認して，次に対象児に働きかける 2．対象児 empathy を主にした共感関係をつくりあげ，対象児が少しでも関心を向ける物，人を見つけだすようにデモンストレーションする 関係をとる準備として対象児を承認することの大切さと，活動を通して，子どもにとって意味のある活動の遂行と共感関係を育てるお手伝いができることを述べる	1．言語的コミュニケーションがとれる場合は，対象者と一緒に「三間表」，「生活の地図」をつくり，対象者から表示される要望を基に，さらに具体的にする．「たとえば……○○の方法があります」等提示して，解決策を一緒に考えてくれる専門職であることを認知してもらう 2．非言語的コミュニケーション手段を通じて生活を詳しく理解するためには，対象者から承諾を得る努力をして，同伴の介助者（養育者や施設では，担当施設職員）と「三間表」，「生活の地図」から具体的な生活の様子を理解し，要望を聴く 3．家庭や施設の想定のもとで，対象者が自己表現，達成感を味わえる活動は何かについて関心を寄せて，活動が遂行できる工夫の一部を提案することから，作業療法について理解を深めてもらう

* 主に母-子関係を意味する．共生関係ともいわれる．

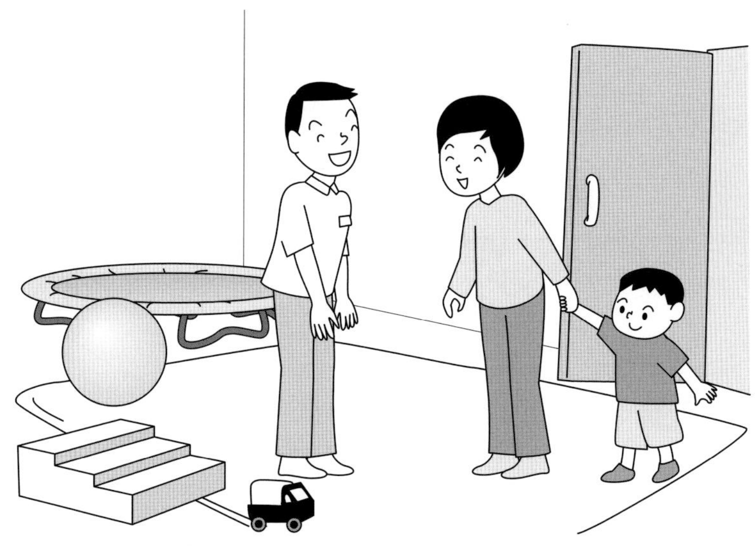

図4 発達障害領域のインテーク面接の場所

特別な個室は避けて，子どもが遊べる場所で実施することが多い．

る］

OT：［お母さんの側で微笑み，しゃがみ，A君に］（**図1a〜c**）あっそうか，そうか，気づかないでごめんね．ミニカーだよね．遊ぼう．［OTがミニカーを指さし］お母さん，手を離してあげて大丈夫ですよ．楽しいことを沢山しましょうね．［あえてミニカーと言わず，自由にしてもいいことをお母さんにも伝えることで，子どもへの関心をいったん，OTに向ける］（**図1c**）

お母さん：先生，もう2歳8カ月になるのにおしゃべりできなくて．2歳ころまでは，男の子だから，少し遅れていると思っていましたが…今日，医師から作業療法を受けながらことばの発達をみていきましょう，と言われました．大丈夫でしょうか？

OT：［OTはお母さんを見てうなずき］はい．ミニカーは好きなんですね．［お母さんの今の不安に対しては，うなずくことで受け止める．全般的なA君の発達に対する不安な情動の受容は，A君の遊びについて質問を行った後から，楽しめる遊びと楽しめない遊びを観察や質問から理解したうえで，行おうと考えている］（**図1c，d**）

お母さん：はい，ミニカーが好きなんですが，一緒に遊ぼうとしてくれないんです．先生，やっぱり変ですよね（**図5**）．

3．専門的技術（作業療法の一部実施，説明と同意）

OT：いいえ．［具体的な事象に対する心配や不安には，しっかりした見解を述べる］（**図1a〜c**）

変じゃありませんよ．見ててくださいね．［OTは，A君から少し離れて，同じ遊びを展開する］（**図1f，図6**）

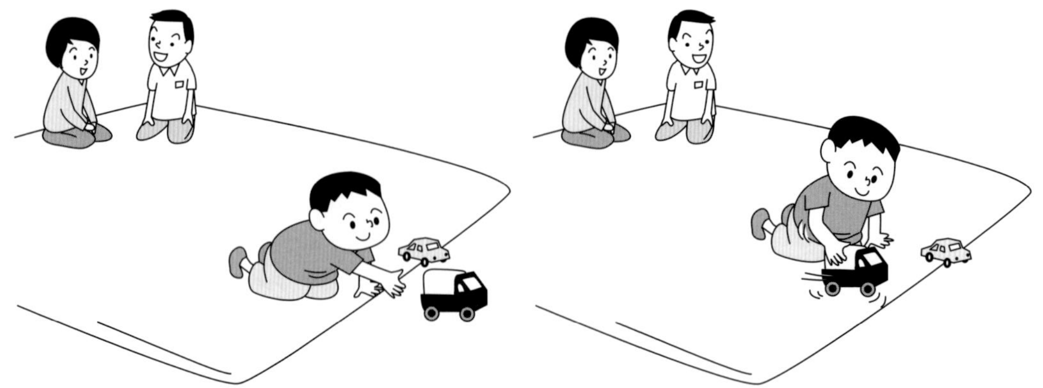

図5 お母さんと作業療法士から離れて，ミニカーで遊ぶ A 君
A 君のあそびを見守りながらの面接

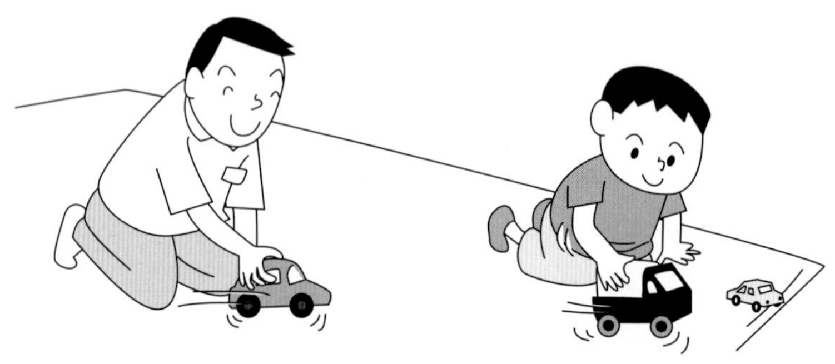

図6 作業療法士は，少し離れた場所で A 君と同じ遊びを真似る

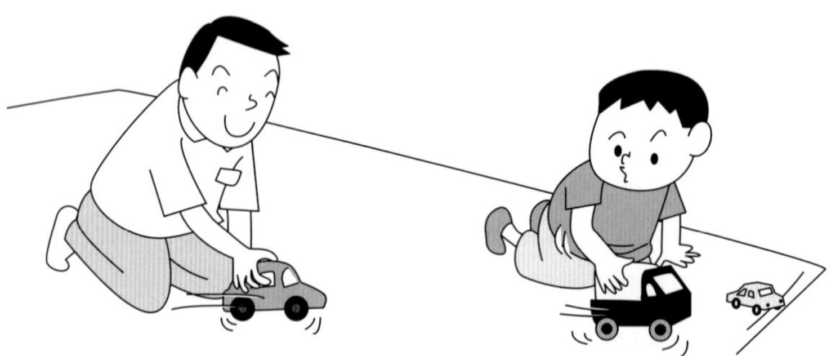

図7 A 君は，作業療法士に気づいたかのように見る

A 君：［チラリ，チラリと OT を見ているが自分のミニカーをマットの線に沿って走らせる．また，OT をチラリと見る］（**図 7**）

OT：［OT のミニカーをマットの線に沿って走らせながら，A 君のミニカーに近づき，じっと待っている］ちょうだい．［A 君のミニカーを見ながら手を出す］

A 君：［側にあった別のミニカーを手渡してくれた］（**図 8**）

OT：ありがとう．［OT のミニカーを A 君に手渡した］（**図 1f**）

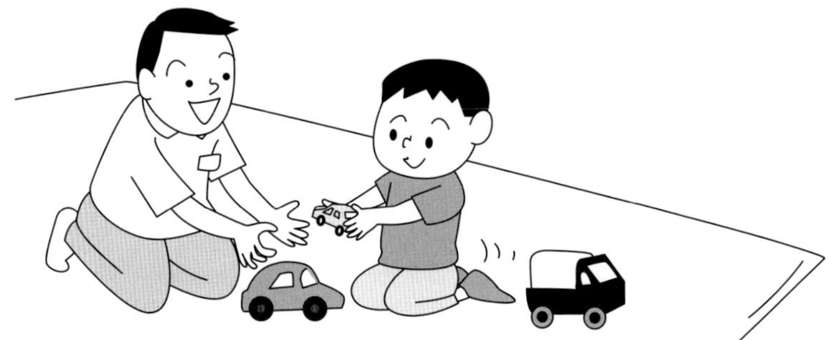

図8 A君は，作業療法士に近づき，ミニカーを手渡す

A君：[じっとOTを見た．ミニカーは受け取ったが，すぐにマット上に置いて，自分のミニカーをマットの線に沿って走らせる]

OT：[お母さんのそばに戻り] 見られましたか．自分の遊びに関心を一緒に寄せてほしいのですよ．変な遊びではなくて，子どもの遊びに「なんだろう，おもしろそうだな」て大人が関心を寄せることで，子どもが大人へ関心を寄せてくれますよ．だから，変なんじゃなくて，子どもの楽しさに「あら…なんで楽しんだろう．なに，なに」という関心を示すことで，子どもとの交信が広がりますよ（**図1f，g**）．

お母さん：そうですね．でも，時間がないときは子どもの遊びに関心を寄せる余裕がなくて…．

4．A君とお母さんを理解する態度と場，専門的技術（面接の方法，生活全般の聞き取り）

OT：大丈夫です（**図1a〜c**）．1日1回でも，そのような時間をとるほうがとらないよりもどんなにいいでしょう．また，お母さんだけではなくて，これから登園する予定の通園センターの保育士と私も協力します（**図1f**）．ところで，とてもお忙しいみたいですが，主な生活のご様子をお聞きしておいて，これからのいろいろな支援に役立てます（**図1f**）．教えていただけますか，[三間表と生活の地図の記入表を見せながら] こんなふうにご自身の生活を書き込んで，ご自身が何に一番時間がとられているか，どこをもっと合理的に過ごせばいいか，家事のどこなら手を抜いても大丈夫かなど，一緒に考えてみましょう（**図1a〜f**）．

お母さん：じゃ，家でゆっくりと書いて来ます．

A君：[いつのまにか，トランポリンに乗って飛び跳ねて遊んでいる]

OT：お母さんも，よろしければトランポリンで一緒に遊んであげてください．

5．専門的技術とA君とお母さんを理解する態度と場（作業療法の一部を実施，説明と同意）

お母さん：[恥ずかしそうに，トランポリンで一緒に手をつないで跳び，笑みがこぼれる]

OT：お母さん，そこでお歌を歌ってあげて，少しずつ手を放してみてください．

A君：[手を急に放されたので，少しバランスが崩れて，お母さんの手を自ら握り，お母さんを直視する]

OT：ほら，お母さん，手を放さないで，て言ってますよ［OT は A 君の意図を推測して伝える］（**図 1f**）

お母さん：はぁ…はい．［そうかと感じたのか，少し笑みがこぼれ，A 君の手をしっかりと握る］

OT：こんなふうに，A 君はお母さんが大好きだし，人に関心がなくて，一人で遊んでいるのではありませんよ，関心を寄せやすい状況や A 君の中でそのような準備ができたら，きっとお友達とも少しずつ楽しめるようになります．［OT は，あえて子ども自身の足りない要素を伝えるのではなく，状況を整えてあげて，A 君の身体が欲している感覚欲求を満たしてあげることで，A 君が人と交わる準備ができるということを日常的な言語で伝えるようにする］（**図 1f，g**）

お母さん：あぁ，そういえば楽しそうですね．こんな運動が好きだったんですね．落ち着いているときはミニカーばかりだし，動きだすと高いところに登ったりして，危なくて見てられませんでしたから（**図 1 g**）．

OT：そうですよね．危ないと感じると遊びを止めたくなりますよね．［お母さんの思いを受けとめる］（**図 1a～c**）でも，今日はいつもと違う A 君を発見できて良かったですね（**図 1 g**）．

お母さん：はい．こんな遊び，どこでしましょうか？

OT：お父さんの役割にされてはどうですか？　お父さんは，お忙しい方でしょうか？

お母さん：はい，でも日曜日は子煩悩です．

OT：じゃ，お休みのときに公園に連れだして，遊具で遊んであげてください．お母さんがよろしければ，保育士の方にも私からお願いしておきましょうか？（**図 1a～c，f**）

お母さん：はい．お願いします．私もお父さんに頼んでおきます（OT の思いにお母さんの思いが重なる）．

OT：はい，じゃ今日はおしまいにしましょうか．お母さんもお疲れでしょう．［外来診療での気疲れを労う］（**図 1b，c**）

お母さん：ありがとうございました．次にいつ来ればいいでしょうか（**図 1 g**，同意）．

OT：はい，では，○月○日はいかがでしょうか．

お母さん：はい，結構です．よろしくお願いします．［A 君の手を引いて］A 君「ありがとう」は？

A 君：［トランポリンをじっと見ている］（**図 1 g**，A 君なりの同意）

OT：じゃ，トランポリンさんにまたね，しようか．［OT は，ありがとうと言わないが，トランポリンが楽しかったことに満足し，なごり惜しんでいる A 君の様子から，ありがとうという言葉を察した］（**図 1b，c**）バイバイ．

以上が冒頭の自閉的傾向を示すA君とお母さんのインテーク面接場面である．このように**図1**の「対象児・者，家族を理解する態度と場」の層と「専門的技術」の層は場面の展開によっては，交互に進行し，一方の層が背景になり，もう一方の層が図となることがある．そのさじ加減が難しく，いわゆる経験がものをいうところであるが，対象者の思いを傾聴することで，今，どのような感情を言葉にのせているかを推測しながら，背景と図の分量を加減することが大切である．また，インテーク面接場面での説明は，作業療法士が，コミュニケーションや行為の改善を中心にして，生活技能や集団生活技能を高めることを目的として，支援していく専門職であることを，技術で示すことが大切である．このように，家族や養育者は，作業療法士が対象児とかかわる場面で，わが子の些細な変化に気づくことが，次回の作業療法への期待へとつながっていくのである．この思いが，作業療法への期待＝同意となる．つまり，インテーク面接を対象児・者と家族の側から捉えるならば，作業療法士という専門職に出会い，作業療法の大まかなストーリーを見せられた後に，わが子の変化を実感し（作業療法の一部実施と説明），また，次回からも作業療法を受けに来たい（同意），作業療法士さんの力を借りたい（同意）と実感する場面である．このようなプロセスで行われる作業療法の説明と同意は，堅苦しい書面で交わされる「説明と同意」とは異なり，作業療法の成果や効果を感じ，喜びや期待感を伴った情動面でのつながりをベースにした「説明と同意」である．私たち，作業療法士は，この期待に応えるべく努力を惜しまない専門職でなくてはならない．

まとめ

インテーク面接は，対象児・者，家族と私たち作業療法士が初めて出会う場面である．その出会いは，双方が明日への勇気を分かち合う場でもある．作業療法士の面接技法の武器は，短い時間においても対象児・者の意味ある活動の遂行を助け，かつ遂行プロセスにおいて嬉しさや有能感を導き出すことができる技術をもっていることである．そして，作業療法士の働きかけで，本人や家族が，わが子の変化を実感したときには，多くを語らずとも，作業療法士が対象児・者にとって役に立つ専門職であることを認めることができる．インテーク面接の技法は，作業療法技術の要である．

文　献

1）吉川ひろみ：作業療法士としての成長の仕方．OT ジャーナル **39**：280-284，2005
2）前川あさ美：面接法．高野陽太郎，他（編）：心理学研究法—心を見つめる科学のまなざし．有斐閣，p264，2004
3）長田久雄：年上・年下とつきあうスキル．菊池章夫，他（編）：社会スキルの心理学．川島書店，p129，1994
4）澤田瑞也：共感的コミュニケーションの発達．澤田瑞也（編）：人間関係の生涯発達．培風館，p45，2003
5）辛島千恵子，他：親と子の発達とホームプログラム—Child Care Support at Home．OT ジャーナル **35**：382-388，2001
6）辛島千恵子：自立生活を支える個別支援—個別支援のための作業療法評価の統合．OT ジャーナル

38：361-366，2004
7）東京 IEP 研究会：個別教育・援助プラン．安田生命社会事業団，2000
8）独立行政法人国立特殊教育総合研究所，他（編）：ICF 活用の試み—障害のある子どもの支援を中心に．ジアース教育新社，2005

4

作業面接のコツ

小林　正義
信州大学医学部保健学科

はじめに

作業療法では，対象者のもつ生活上の課題を解決するために，治療・指導・援助の手段または目的としてさまざまな作業活動が利用される．このため，対象者との面接では，作業遂行（広義には生活を構成する諸活動の実践）に関連するさまざまな体験，たとえば，人間関係，疲れやすさ，難しさ，心配ごと，効力感，期待感，達成感などが扱われる．そして，これらの情報が対象者と作業療法士の間で理解・共有され，再び課題解決や希望の実現に向けて新たな目標が設定されたり，生活を送るうえでの工夫や対処方法が話し合われたりする．

本項では，こうした作業療法に特有な面接過程を「作業面接」（冨岡，1989）[1,2]と捉え，その特徴と，主に臨床において対象者を理解するために行う作業面接のコツについて述べる．

作業面接の特徴

作業面接とは，一般になんらかの作業を対象者に提示して実際に行ってもらったり，生活場面で行った作業活動を振り返ってもらったりしながら，その作業遂行の過程で対象者が具体的に体験したことや，対象者と作業療法士が共有したことをもとにして行われる面接で，「作業のもつ構造の各要素と被面接者との相互作用（interaction）を利用した面接」[1]と定義される．作業面接では，作業遂行に関連する具体的な情報が扱われるため，対象者とのコミュニケーションを促進し，行動目標を共有するのに適している．

図1は，相談面接やカウンセリングなど，主に対話（言語）を用いて行う面接と，作業と言語の双方を用いる作業面接との違いを説明したものである．対象者とセラピスト（援助者）との間で交わされる情報には，どちらの面接においても言語的な情報と非言語的な情報とが含まれる．しかし，相談面接やカウンセリングが主に言葉を介したコミュニケーションによって情報を得るのに対し，作業面接では，作業への取り組み方，モノや道具の扱い方，行動特徴，場の状況（環境刺激）による影響など，行動レベルの情報が得られやすく，これらが対象者とのコミュニケーションの媒介となりやすい．言葉を介した相談面接においても対象者の困りごとや心配ごとを扱うことはできるが，作業面接では，言葉として得られる情報と，作業療法の場での「関与しながらの観察」[4]から得られる「いま・ここ」（hear and now）の事実情報とを関連づけて理解するた

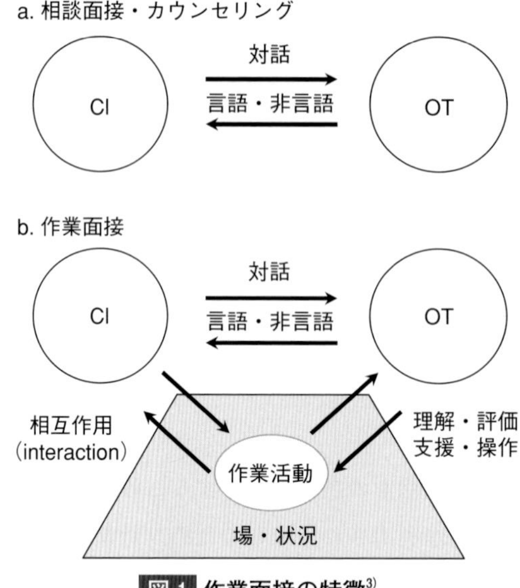

図1 作業面接の特徴[3)]

図は相談面接・カウンセリング（a）と，作業面接（b）の違いを示している．a・bともに言語・非言語的な情報が相互交流されるが，作業面接では作業活動への具体的な取り組み方（動作や行動時の様子）や，場の状況・環境がもたらす影響性などが対象者との間で共有されやすく，より具体的で現実的な評価（理解）と支援が促進されやすい．　　Cl：対象者　OT：作業療法士

め，より具体的・現実的な評価と援助が行えることが最大の特徴といえる．

作業面接の経過

一般に面接の目的は，対象者への①評価（理解），②治療・援助，③関係づくりの３つに大別され作業面接も例外ではない[1,5)]．これらの目的は，実践の中では不可分な関係にあり，それぞれが同時進行するのが実情である．

作業面接の主要目的を経過に沿って**図2**に示した．評価・治療・関係づくり（維持）という３つの目的はかかわりの開始から終了まで継続されるが，開始時には対象者の「評価・理解」と「関

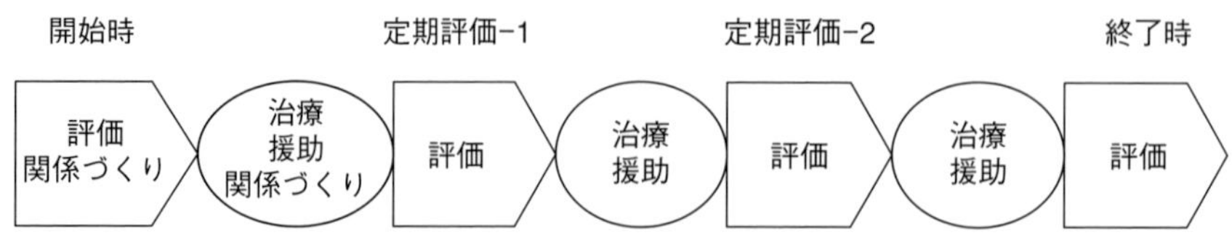

図2 経過に沿った作業面接の主目的

図は，作業療法の経過において，①評価，②治療・援助，③関係づくり，という３つの作業面接の目的が切れ目なく続くことを示している．初期には特に対象者の「評価」と「関係づくり」に重点がおかれやすいが，実際には「関係づくり」を目的とする作業面接は開始時から終了時まで一貫して継続されることになる．

表1 取り決め，合意，確認，振り返りの意義（文献3, p.144に加筆）

1．インフォームド・コンセント（説明と同意）を得る
2．作業療法・リハビリテーションの目標を共有する
3．作業活動を行うことの意図と目的を明確化する
4．目標指向的な作業療法を吟味する（マンネリ化を防ぐ）
5．限界を設定する limit setting（大きな失敗を防ぐ）
6．生活を送るうえでの標識・道標を立てる
7．主体性・効力感・統制感を育む
8．作業体験を“ことば”で統合的に意味づける

係づくり」に重点がおかれやすい．作業療法のオリエンテーションと情報収集目的の面接を行い，当面の目標や今後の予定を確認するなど，初期には言葉によるやりとりの機会が増すことになる．

経過途中の「治療・援助」目的の作業面接では，目標に沿って段階的に作業活動（課題）を提供し，その遂行過程を直接・間接的に指導・援助する．必要に応じて作業の手順と段取り，行為・行動の禁忌や注意点などを説明し，対象者の作業への取り組みや，表情・行動・態度から伝わる非言語的なサイン，作業結果とその扱いに表現されるメッセージを受け止めながら「作業遂行を援助する関係」[6]を築いていく．そして定期評価では，目標の達成度と成果，対象者の主観的な体験を確認・共有する面接を行い，新たな目標を設定したり，課題解決に向けた対処法を一緒に検討したりする．

作業面接の過程では，作業の遂行とこれからの生活をつなぐ言葉のやり取りが頻繁に繰り返される．そして作業遂行に伴うさまざまな体験は，援助者である作業療法士と行う「取り決め」「合意」「確認」「振り返り」の面接を経て言葉として共有され，対象者にとって特別な意味や価値をもつ体験となっていく．

言葉とこれに付随する非言語的なメッセージと実際の行動とが，意味のある経験として統合されていく過程を提供することが作業面接の大きな利点である．こうした過程が欠如したり不十分であったりする場合は，単に「作業をしている」だけの経験に陥りやすい．作業面接の過程で特に重要となる，取り決め，合意，確認，振り返りのもつ治療的意義を**表1**にまとめた．

作業面接の構造

作業療法では，他者に受容される体験や適応的な模倣行動，試行探索的な行動拡大などを期待し，複数の対象者と作業療法士，他の医療関係者などが出入りする開かれた空間（パラレルな場）[7]が利用されることが多い．対人交流や作業遂行の特徴を把握したり，作業手順や身体動作などを直接確認したりする作業面接では，こうした広がりをもつダイナミックな面接の場が適している[5]．

図3に作業面接の物理的構造を示した．**図3b**のようにテーブルを挟む・囲む場面では，作業療法士が対象者の横に並んで座ったり，斜め後方に立ったりなど，位置関係を変えることによっ

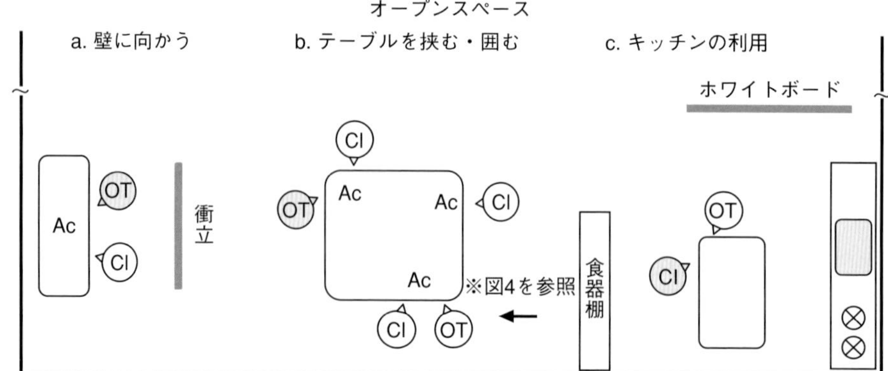

図3 作業面接の物理的構造

作業療法室のオープンスペースを利用した面接では，個室での1対1の面接場面と比較し開放感があり，日常的な雰囲気が保たれやすい．他者からの影響（視線）を避けるためには，(a)：壁に向かって座り，周囲との間に衝立を置いたり，(c)：キッチンコーナーのような半開放的な空間を利用する．この場合も，周囲の話し声や人の気配があるため，面接場面での緊張感は比較的少なく，不用意に「秘密」が語られることを避け，心理的な安全感を保つのに適している．(b)：テーブルを挟む・囲む位置関係では，作業を介した相互コミュニケーションがとりやすく，作業療法士が立つ位置を変えたり座る場所を変えたりすることで，さまざまな角度から作業を共有するかかわりがもてる．(a)，(c) のように部屋の隅を利用する場合には，作業療法士はオープンスペース（他の対象者）に近く，室内を見渡しやすい位置に席をとる．
（Cl：対象者，OT：作業療法士，Ac：作業活動〔行為，動作〕）

て，さまざまな面接場面を設定することができる．また，作業遂行の過程を共有しやすいことから，その場で対象者の体験を確認し（hear and now），作業療法士が作業手順を説明したり，具体的な工夫などを指導・援助したりするのに適している．

個人の生活状況を把握する情報収集目的の面接や，悩みごとや困りごとなどのプライベートな情報を扱う相談面接では，周囲からの視線を避けた1対1の空間を設定する必要がある．面接の内容によっては別に時間を設けることもあるが，通常は作業の合間に場を移動し，壁に向かって室内に背を向ける位置（**図3a**）や，室内にある和室やキッチンなどの半開放的な空間を利用し（**図3c**）[5]短時間（数分～10分以内）の面接を行うことも多い[*1]．作業検査に集中してもらう場合や，家族を交えた相談面接などでは個室を用いることもある．また，身体障害をもつ対象者に対しては，臥位または座位での徒手的な訓練を行いながら，あるいは車いすまたは立位での動作訓練の合間に面接が行われることも多い．いずれも座位の場合には，机やテーブルを挟んだ90度対面法を基本に，適度な対人距離を保ちつつ，視線の高さを揃えるのが一般的である．

このように作業面接の場の物理的構造は多様であり，「評価」「治療・援助」「関係づくり」というそれぞれの目的に応じて，臨機応変に場面を設定する作業療法士のマネジメント能力が問われることになる．

以下に，**図3b**の矢印（→）の位置関係で行った作業面接の例を示した（**図4**）．

[*1] 作業療法士が同時に複数の患者を担当していることも多く，面接のために場を移動する際には，必要に応じて他の患者に「私は向こうで○○さんと面接をしていますから，何かあったら声をかけてください」と告げておく．室内に作業療法士が複数いる場合は，一声かけてから場を移動する．

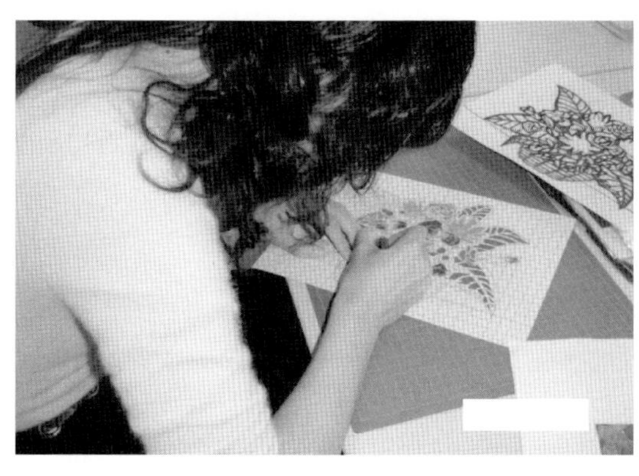

図4 **作業面接の例（切り絵）**
図3bの矢印（→）で示した位置関係で行った作業面接の例．面接は椅子に座り90度対面法で実施した．

作業面接の実際

Aさん．20代女性，統合失調症

最近，単独での通院が可能となったが，自宅では母親に対する依存と攻撃を示しやすく，対人恐怖があり通院以外は外出ができないという．①生活リズムを保つ，②自宅から離れて自分の時間を楽しむ，③対人交流に慣れていくことを主目的に，週に2～3回，外来作業療法を利用している．2週前より切り絵を開始し，作業手順を覚えたころに以下の面接を行った（**図4**）．

OT：だいぶ慣れてきたみたいですね．楽しめそうですか？

Aさん：はい，結構おもしろいです．久しぶりに集中したので「え，もうこんな時間？」って感じです．

OT：やりにくいところはありますか？

Aさん：うん……，曲がるところというか，丸く切るところがうまくいかなくて，ガタガタになっちゃうんです……．

OT：（図柄の丸みのある箇所を指さし）こういうところですか？

Aさん：はい，そうです．

OT：少しやってみてください．

Aさん：（実際にカットを行ってもらう）．こういうところが……．

OT：少し（OTが）やってみてもいいですか？

Aさん：はい，お願いします．

OT：（本人に代わりOTが切ってみせる）

Aさん：わあ，じょうず！

OT：あまり力を入れすぎると，カッターの刃が下のマットに刺さってしまい，曲げるときに動かしにくくなりますね．（マットの切れ込みを確認し）見えますか？　マットがここまで切れていますね．

Aさん：ああ……．

OT：少し力を弱めにして，刃の先を使って切ってみましょう．

A さん：はい．（再度カットを行い）……本当だ，すごい，うまく切れました．

OT：それから，縦方向には切りやすいけど，こういうふうに（動作で示しながら）横向きには切りにくいから，縦向きにカットするように，台紙を動かしながら切るといいですよ．

A さん：はい，わかりました．（実際に台紙の向きを変えて切る；**図 4**）

OT：そうそう，そんな感じです．どうですか，切りやすくなりましたか？

A さん：はい，このほうが切りやすいです．

OT：同じ姿勢で下を向いて手を使っていますから，頸や肩が凝ると思いますよ．時々休憩し，顔をあげて周りを見たりしてください．

A さん：（頸をまわしながら）はい，本当だ，肩が凝ります．

（以後，A さんの自宅での時間の過ごし方，母親と距離をおく方法などについて話が及んだ）

対象者を理解するための作業面接のコツ

1．ニーズとは何か

病院または病床の機能分化が進んだこともあり，急性期型の施設では作業療法も集中的なリハビリテーション（機能回復訓練）に終始せざるを得ない傾向があるかもしれない．しかし，身体障害であれ，精神障害であれ，対象者の背景には多かれ少なかれ心理社会的な課題があることを忘れてはならない．作業療法が「対象者の生活を支援する」というとき，心理社会的な背景は，対象者の評価（理解）を進めるうえで不可欠な要素であり，「対象者にとって真のニーズとは何か？」「対象者のニーズを引き出すにはどうするか？」が問われることになる．

ソーシャルワーカーの奥川[8)]は，こうした支援者側の課題に関連して，対象者を取り巻く問題（課題）を正確に理解するために，①表現された訴え（complaint），②悩み・困っていること（trouble），③必要（不可欠）なこと（need），④要求（demand）とを区別して検討する方法を紹介している．経験の少ない支援者にみられやすい誤解であろうが，対象者のニーズとは，マニュアル通りに検査を行い，評価表やアセスメント項目を埋めていけば把握できるものばかりではない．また，たとえ対象者が言葉で述べた「困りごと」や「希望」であったとしても，それらがそのまま真のニーズであるとは限らず，むしろ実際には言葉にならない（自覚されていない）ニーズも多い．対象者が前向きに生活を営めるようになること，自分や他人を大切に思えるようになること，その援助過程の中でニーズが明らかになってくるのであろうが，そのためには二人三脚の援助過程の中で，対象者に役立ちそうなことを一生懸命考えていくしかない．

2．生活状況を把握する

対象者を理解するための面接では，過去から現在に至るまで，本人がどこでどのように暮らしてきたのか，具体的なエピソードや体験談などを交えながら情報を入手し，その時々の生活状況

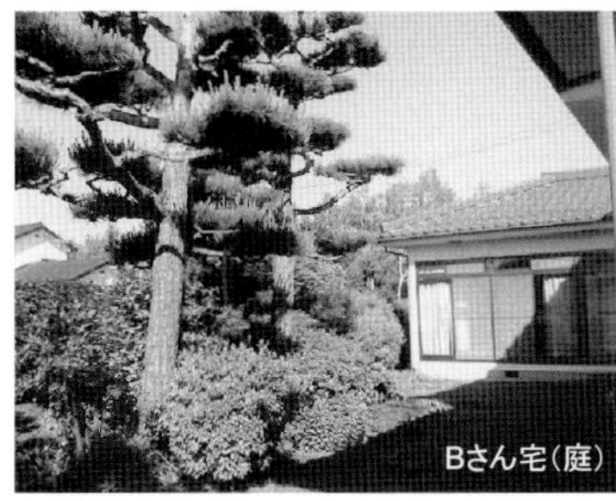

症例：Bさん．60代男性，統合失調症（外来通院，退職後，週2回作業療法に通ってる）

OT：ずいぶん立派な松ですね，○○さんが手入れをしているのですか？
Bさん：ええ，昔はやっていました．今はできないので，松だけは人に頼んでやってもらっています．
OT：ずいぶん綺麗にしていますね．ツツジの剪定や庭の草取りだけでもたいへんなのではないですか？
Bさん：ええ，そうなんです．OTのない日は草取りと犬の散歩をすれば1日が終わってしまいます…….
OT：ご苦労様ですね．これから暑くなりますから，帽子をかぶって，水分補給にも気をつけてくださいね．
Bさん：はい，わかりました．気をつけます．

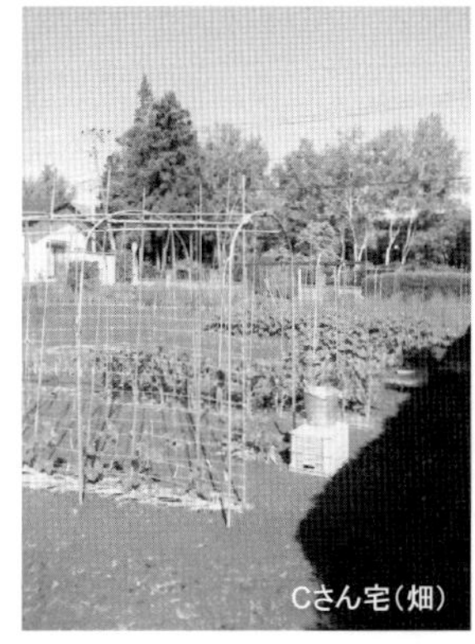

症例：Cさん．20代女性，統合失調症（外来通院，退院後1カ月が経過し，週1回作業療法に通っている）

OT：けっこう広い畑ですね．主に誰が世話をしているの？
Cさん：お母さんとおばあちゃんがやっています．
OT：何が植えてあるのかな？
Cさん：トマト，トウモロコシ，ネギ……アスパラもあります．
OT：Cさんがお手伝いすることもあるの？
Cさん：近所の人に会うのが嫌なので，私は掃除とか，食事の準備とか，家の中のことをしています．でも少し手伝うときもあります…….
OT：近所の人に会うのが嫌っていうのは？
Cさん：田舎なので近所とかの付き合いもあって，結構いろいろと聞いてくるんです．"○○ちゃん，今どこに行っているの"とか…….
OT：そういうふうに聞かれたらなんて答えているの？
Cさん：どう答えたらよいかわからなくて，困っています．
OT：「あまり仕事がなくて，今探しているんです……」というのはどう？ 最近では珍しいことではないし．
Cさん：そうですね．今度聞かれたらそう言ってみます．

図5 写真を用いた情報収集面接の例
（写真は例示したもので事実とは異なる）

を大まかに把握する．現在の生活状況を把握するためには，家族やかかわりのある人たちとのコミュニケーション，家庭や社会での役割，自宅での時間の過ごし方などに関する情報を聴取し，得られた情報をつなぎ合わせて，面接者が対象者の生活状況を「視覚的にイメージ」できることがコツである．

対象者の生活状況をより正確に把握するには，訪問によるアセスメントが最善であろう．しかし，初期には訪問の機会がもちにくいことも多く，生活状況に関するイメージを共有するために，自宅の「間取り」や自室の「配置図」を作成してもらったり，本人や家族にデジタルカメラを渡し，生活場面を撮影してもらったりするなど，視覚的な情報を利用ながら面接すると，実際の生活の様子や対象者の「気持ち」や「体験」が理解しやすい．**図5**に，写真をもとに行った面接の一部を例示した．

生活時間の把握については，起床から就寝までの1日の時間の使い方，月曜から日曜までの1週間の時間の使い方を記入する調査用紙を用いたり，日常生活で感じている問題点（改善したい点）などを記入する質問紙を用いたりし，対象者が，①何についてどのように考え（感じ），②ど

表2 対象者の身になる技法[5,9)]

1．対象者の行う作業活動に寄り添う
2．対象者の注意の的・視点を共有する
3．対象者に代わりその場で作業をしてみる
4．対象者の動作や，行為・行動の真似をしてみる
5．対象者と一緒に動き行動してみる
6．対象者と場と時間，雰囲気，身体感覚を共有する
7．作業遂行に伴う体験を，五感を通して感じ，対象者の身になって想像してみる

のようなことに困り，③これからどうしていきたいと思っているのかなど，焦点を絞ったコミュニケーションをもつ．そして，調査から得られた情報をつなぎ合わせる「確認のための面接」を行い，視覚的にイメージした生活状況に作業療法士自身が身を置き，対象者の生活状況と「心境」について想像してみる．そうすることで，対象者の主観的体験（不安感，焦り，惨め感，期待感など）を多少なりともうかがい知ることができたり，そこから新たな疑問がわいたりする．

3．対象者の身になる技法[5,9,10)]

作業遂行の特徴を適切に把握し，遂行機能を高めていく援助プロセスでは，対象者の行っている行動に寄り添い，作業に向けられた注意の的と視点，場と時間，そこで感じる雰囲気や身体感覚を共有し，作業遂行によって得られるさまざまな体験を，対象者の身になって感じてみる．

一時的に作業療法士が対象者になったつもりでその場で作業を行い，動作や手順を「まねてみる」「一緒に動いてみる」[11)]ことで，作業遂行に必要な心身機能と，その場にいて周囲から受けるさまざまな刺激（騒音や話し声など）を感じとってみる．そして作業遂行が，①意欲や意思のレベルで滞っているのか，②注意や集中のレベルで滞っているのか，③照合や理解のレベルで滞っているのか，④判断や決定のレベルで滞っているのか，⑤耐久性や運動調節のレベルで滞っているのか，⑥器用さなどの操作レベルで滞っているのか，⑦全体の雰囲気や，人・物などの環境要因に影響を受けているのか，⑧その他の理由があって滞っているのかなど，対象者が一連の作業遂行のどのレベルで滞り，困難や困惑を感じるのかを推測し，援助や指導の方法を導く手がかりを得る．

「対象者の身になる技法」は，五感の共通性，共有体験，類似体験[12)]等の非言語的情報に支えられた評価・コミュニケーションの手段であり，障害の種別や回復状態を問わず，作業活動を治療・援助に用いる作業療法では，有効かつ普遍的な技法といえる．対象者の身になる技法の要点を**表2**にまとめた．

4．言葉を用いた面接のコツ

言葉を用いた面接場面では，メッセージをできるだけ漏らさずにキャッチするために話の「聴き上手」になるよう努める．陳述に注意をこらして聴き入る姿勢（少し身を乗り出す，対象者の側に少し耳を傾けるなど）をとり，全身が「耳になる」イメージで話を聴き，話に合わせて「なるほど」「そうですか」「はい」などの合いの手を入れる[5,10)]．これらの合いの手は，間合いや声のトーン，アクセントや語勢の強弱などが，好奇心，驚き，同情，感心などの非言語的レベルのメッセージとなって相手に伝わり，コミュニケーションを促進させやすい．

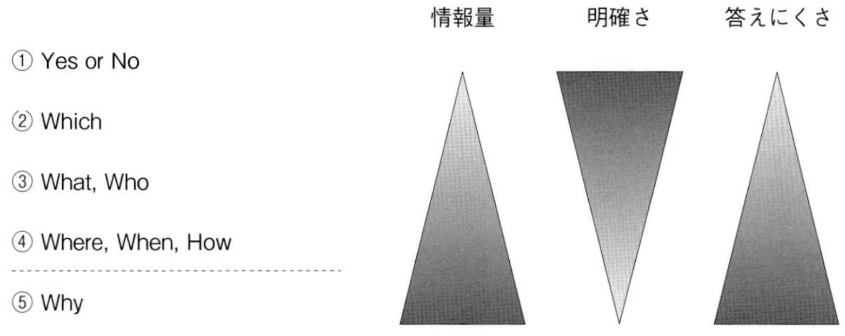

図 6 疑問文の性質[10)]

①は「はい」か「いいえ」で答えることのできる疑問文で，説明能力を必要とせず，答えは明確であるが情報量は少ない．言語化能力の低下している対象者には①の疑問文を優先する．通常は②，③，④の疑問文が使われることが多く，①→⑤の順に情報量は増していくが，対象者にかかる負担は増大し，答えにくさが増していく．
作業遂行を振り返るような作業面接では，①〜④の疑問形を用いて対象者の体験を確認することで多くの情報収集が可能であり，具体的・現実的なコミュニケーションが促進されやすい．

対象者の話を聴く場合には，言語的，視覚的，体感的，心情的に伝わってくるメッセージに等分の注意を傾け，これらのサインが矛盾なく伝わってくるかを点検してみる．対象者は作業療法の場にいるだけで，すでにさまざまな強度で刺激を受けている．心拍数や血圧の上昇，手掌部（精神性）発汗など，交感神経活動の亢進所見がみられる場合は，リラクゼーションの方法や休息のとり方を工夫する．

対象者の精神的・心理的な課題に対しては，好奇心から「なぜ」「どうして」を頻発するような詮索的な介入はしない．「なぜ」「どうして」は幼児の母親に対する問いかけに似て，情報収集と疑問の解明を全面的に対象者に依存する問い方であり，治療・援助者の態度としてはふさわしくない．「なぜ」「どうして」は専門家である作業療法士自身が吟味・検討すべき疑問であり，これらの問いかけを禁句とすることが面接上達の近道とされている[10)]．**図 6** に問いかけを行う際の疑問文の性質を示した．

おわりに

対象者のもつ主観的な体験内容をより的確に理解するには，作業面接を通して共有体験を増やしていく実践が必要である．作業活動の意味や価値をめぐって対象者と作業療法士の認識が異なる場合は，対象者の認識のレベルに作業療法士が合わせていく視点をもつことが大切である．作業遂行の過程では不用意な失敗をさせない配慮も大切であり，必然として生じる小さな失敗を生かし，自己努力を支えて成功体験に導いていく．場の準備段階から作業遂行の過程，成果としての作業結果の扱いまで，作業療法士の一貫して作業を大切にする姿勢は，対象者を大切にする姿勢となって伝わり，本人の自己価値を支える．

文献

1) 冨岡詔子：面接（1）作業面接の意義と構造（上）．OT ジャーナル **23**：664-672，1989
2) 冨岡詔子：面接（2）作業面接の意義と構造（下）．OT ジャーナル **23**：736-745，1989
3) 小林正義：作業面接のコツ．OT ジャーナル **42**：143-147，2008
4) Sullivan HS（著），中井久夫，他（訳）：現代精神医学の概念．みすず書房，pp13-42，1976
5) 小林正義：作業を通して人と接するために．澤　俊二，他（編）：コミュニケーションスキルの磨き方．医歯薬出版，pp16-25，2007
6) 小林正義，冨岡詔子：「作業への閉じこもり」の治療的利用―分裂病回復期初期の治療構造について―．作業療法 **20**：472-482，2001
7) 山根　寛：場（トポス）を生かす．鎌倉矩子，他（編）：ひとと集団・場．三輪書店，pp64-79，2000
8) 奥川幸子：未知との遭遇―癒しとしての面接．三輪書店，pp171-229，1997
9) 小林正義：急性期の作業療法．香山明美，他（編）：生活を支援する精神障害作業療法―急性期から地域実践まで．医歯薬出版，pp56-75，2007
10) 神田橋條治：精神科診断面接のコツ．岩崎学術出版社，pp149-163，1984
11) 松本琢磨，松田哲也，玉垣　努，竹中弘行：臨床動作分析とその適応―身体障害領域での実際．OT ジャーナル **38**：977-984，2004
12) 山根　寛：ひとと作業・作業活動　第2版．三輪書店，p179，2005

5

評価面接・作業面接のコツ：精神障害①

認知行動の評価とコミュニケーション支援

小林　正義
信州大学医学部保健学科

はじめに

疾病や障害のあるなしにかかわらず，コミュニケーションの問題（齟齬）には，相手からのメッセージを正確に受け取る能力と，相手にメッセージを正確に伝える能力，およびそれらが影響し合う相互交流の能力が関係する．

精神障害の中でも，とりわけ統合失調症の場合には，たとえば，他人から非難されるような声が聞こえてきたり（幻聴），他人が話している会話を自分と関係づけて被害的に捉え，独自の解釈をしてしまうこともある（被害関係念慮・妄想）．このため，コミュニケーションの場面では，相手の話を誤解したり，自分の気持ちが述べられなかったり，戸惑いや不安から円滑なコミュニケーションが成立しにくいこともある．こうした「伝わり」と「伝え」の問題は，背景となる疾患は異なっても，精神障害をもつ人たちにみられやすい人間関係の障害といえる[1)]．

ここでは，精神科作業療法の臨床場面で日常的に扱われるコミュニケーションの問題を認知行動障害の視点から捉え，作業療法で行ったアプローチの具体例を提示し，共通する支援方法を取り出してみたい．コミュニケーションの問題を認知行動の視点から捉える理由は，「伝わり」と「伝え」の問題が，とりもなおさず「認知」と「行動」の問題といえるからである．症例はいずれも自験例であり，匿名性への配慮から本人の同意を得たうえで情報に修正を加えた．

症例紹介

Dさん．30代男性，統合失調症

過去に数回のアルバイトを経験したが，幻聴や被害妄想が生じ長続きしなかった．生活保護と年金を受給しアパートで単身生活をしている．生活リズムと対人交流技能の改善目的で2年前に外来作業療法に紹介された．

開始後の1年間は通院が安定せず，若い女性とすれ違うと「バカ野郎，変なやつだ」という声が聞こえるため外出できないと述べていた．作業療法室に来ても落ち着かず，作業療法士以外とはコミュニケーションをとることができなかった．室内に人数が増えてくると周囲が気になり，「僕，今，変なことを言いませんでしたか？」と頻繁に確認するようになった．服薬は自己管理しており，「頭が真っ白になる」ときには追加の抗精神病薬を服用している．

1．認知行動の評価

Dさん：すいません，僕，今変なことを言いませんでしたか？

OT：変なことっていうのは，たとえばどんなこと？

Dさん：「バカ野郎」とか「クソ野郎，お前なんか死んでしまえ」とか．

OT：（驚いた表情で）それは言っていないでしょう．Dさんがそんなこと言うこともあるの？

Dさん：そうですよね，さすがにそんなこと言いませんよね．

OT：何か気になったのですか？

Dさん：気にしすぎですよね．たまに誰かの声が聞こえて，「お前はダサイやつだ」とか，「お前なんかクビだ」とか言って，自分のことを馬鹿にするんです．これって幻聴ですよね．○○先生（担当医）もそう言っていました．

OT：たとえば，どういうときに聞こえてくるの？

Dさん：誰かとすれ違ったときとか，あと，トイレに入っているときに聞こえます．

OT：聞こえてきたときには，いつもはどうしているの？

Dさん：「この野郎」っていう感じで，「バカ野郎」と頭の中で叫んだり，家にいるときには頓服を飲んだりします．

OT：そうすると少しは楽になる．

Dさん：はい．でも，また気にしちゃうこともあります．

（以下省略）

経過途中に何度かこのような面接を行い，①知らない人（特に女性）がいるところや，トイレに一人でいるときなどに自分を非難する声が聞こえることがある，②声が聞こえると（これに逆らうために）「バカ野郎」と頭の中で叫んでしまう，という認知行動のパターンを確認した．

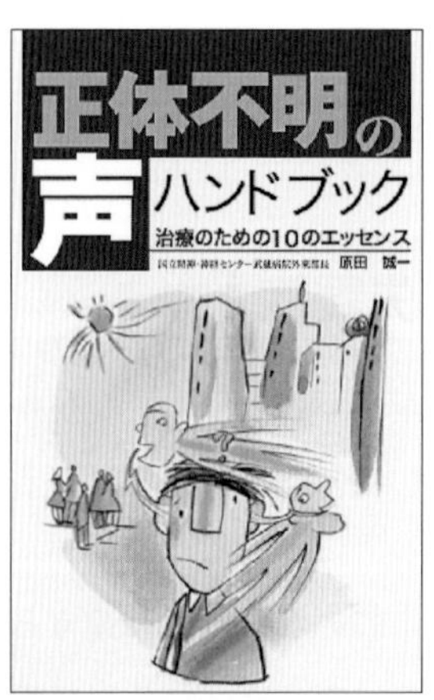

図1 正体不明の声ハンドブック

文献2の要約版．アルタ出版 http://www.ar-pb.com/downloads.html よりダウンロードができる．

そこで，『正体不明の声ハンドブック』（**図1**）[2)]を利用し，聞こえてくるのは実際の声ではなく，「自分はこのように思われているのではないか？」（たとえば，自分はダサイ，自分はクビだ）と考えると，「その考えが他人の声として聞こえてくる」こと，そしてこうした声が，「不安，孤立，過労，不眠」[2)]が重なると生じやすいことを学んだ．また，幻聴に逆らう「バカ野郎」という気持ちが，今度は，自分の声として相手に伝わったのではないか？　と心配になり，「変なことを言いませんでしたか？」という確認行動に結びつくことが理解された．

2．アプローチ

作業療法室では，自分の行動が心配になったときにはいつでも作業療法士に確認してよいことを保障し，①他者のいる場に少しずつ慣れていくこと，②定期の通院を生活リズムに取り入れることを目標とした．プログラムは，複数の患者が場を共有する，いわゆるパラレルな作業療法の場で[*1]，他者の存在がクローズアップしないよう，「教え―教えられる」という二者関係を利用した革細工での作品づくりと，キャッチボール，卓球，ゲームなど，役割が明確で対人距離を一定に保てる活動を中心に，他の時間帯には一人で行える健康器具を使ったマッサージとストレッチ体操を指導し，部屋の隅から（作業療法士を含めた）他者を観察（ウォッチング）する時間を取り入れた[*2]．

3．その後の経過

2年目にようやく週3回の通院が定着し，実習に来た学生とのコミュニケーションも楽しめるようになった．誘導すれば他患者との卓球のダブルス，風船バレー，五目並べなども可能となり，言語量も増えて対人交流の幅が拡大した．母親と同年代の女性患者と顔見知りになってからは，挨拶であれば自分から話しかけられることを覚え，退室時には室内に居合わせた他患者一人ひとりに「お先に失礼します」と声をかけるようになった．仕上がった革細工の作品は，実家の母親と兄弟へのプレゼントに使われた．若い女性には苦手意識が強かったが，最近では好みの女性ができたという．

Eさん．40代男性，統合失調症

寡症状性に経過し，大学卒業後デパートに数年間勤務したが，配置換えを繰り返した後に解雇された．その後，アルバイトもいくつか経験したが，無断で職場を離れるなどの行動を指摘され，いずれも長続きしなかった．2年前より家人の希望によりリハ目的の精神科通院が始まり，週2～3回作業療法に通っている．未治療期間が長く「薬を飲むと運転ができなくなる」という思い込みもあり，服薬アドヒアランス[*3]は現在も安定していない．

[*1] 信州大学医学部附属病院の作業療法室では，一般科（身体障害）の作業療法と精神科作業療法とが1つのフロアを共有する形態で行われている．時間帯によってばらつきは大きいが，3～5名の作業療法士と10～15名程度の患者が場を共有することが多い．

[*2] 二者関係を利用した革細工，キャッチボール，卓球，ゲームなどは，役割や状況を明確化し，戸惑いや迷いを減らすことを意図した作業活動．一人で行う健康器具の使用，ストレッチ体操，他者観察（ウォッチング）は，他者のいる場で一人安心して過ごす時間を具体化させたもの．

自立生活を目的に父親が借りたアパートで単身生活を試みたが，一人でいると被害的な幻聴が強まるため現在は自宅から通院している．作業療法が出かける場所となったが，対人交流はほとんどなく，通院以外の空き時間は目的の定まらないドライブで費やされている．作業療法では服薬管理や金銭管理，有効な時間の使い方などを試行錯誤してきたが，本人の深刻味は乏しく目標指向的な行動には至っていない．作業療法士には意見や判断を求める生活上の相談事を脈絡なく話すが，他者とのコミュニケーションには発展せず，作業療法中も人目を避けるように退室し，院内の喫茶や売店などをうろうろ歩き回っていることが多い．

1．認知行動の評価

長い休憩から作業療法室に戻ってきたところで面接を行った．

OT：どこに行っていたのですか？

Eさん：ええ，ちょっと……．

OT：作業療法室では落ち着けないですか？

Eさん：……気になっちゃうんです．

OT：たとえば，どのようなことが気になりますか？

Eさん：あの，そこに座っていて，他の人が来るでしょう．他の人たちが向こうで話をしていると自分のことを「あいつはおかしい」とか，悪口を言ってるんじゃないかって考えちゃうんですよ．悪口みたいな幻聴もたまにありますね．

OT：それで，居心地が悪くなって，うろうろしてしまう．

Eさん：そう，そうなんですよ．

（中略）

OT：作業療法室以外でも，たとえば，車に乗っているときも気になりますか？

Eさん：走っていてね，ぱっとバックミラーをみて，後ろに車がいると駄目なんです．つけられているって思って，それで急に曲がっちゃうんです．

OT：逃げる感じで？

Eさん：（自分でもあきれた表情で）そう，だからね，まっすぐ病院に来ればいいのに，グルグル回っちゃうんです．

OT：それで，通院にも時間がかかる．

Eさん：そう，そうなんです．

（中略）

OT：自宅ではゆっくりできますか？

Eさん：親が機嫌が悪いんです．自分が家でゴロゴロしているのが気に入らないみたいで，親は自分のことをなんでもできると思っていて，自分が「できない」ということをわかってくれないんです．

---

*3 アドヒアランスとは，患者が積極的に治療方針の決定に参加し，治療を受けることを意味する．従来は「医療者の指示に患者がどの程度従うか」というコンプライアンス概念が用いられてきたが，患者自身の治療への積極的な参加（執着心：adherence）が治療成功の鍵であるとの考えからアドヒアランス概念が生まれた（社団法人日本薬学会：薬学用語解説，http://www.pharm.or.jp/dictionary/より）．

（以下省略）

以上のような面接をたびたび行い，これまでに次の認知行動パターンが明らかとなった．①時々自分の悪口を言う幻聴が聞こえて気分が憂うつになる．②周囲に人がいると，自分の悪口を言っているのではないかと被害的に捉えやすい．そのため，③気になると場所を移動したり，うろうろ歩き回ったりしてしまう．④運転中は後続車につけられていると感じ，すぐに道を曲がっ

表1　本人・両親・関係者が共通認識をもつための経過報告書

1．自分の病気について

1）幻聴が聞こえることがある
急に人の声が聞こえる，不思議である．内容は自分の悪口，たとえば，「平社員のくせに…」などの声が聞こえる．

2）被害的な考えをしてしまう
人が自分のことを何か言っているのではないか．たとえば，知っている人が話をしているのを見ると，自分と関係づけて「あいつ嫌な奴だな…」とか言われていると考えてしまう．そのために人とコミュニケーションがとりにくい．

3）ぶらぶらしてしまう
ドライブで時間つぶしをする．同じところばかりに行くので警官に職務質問されたこともある．後ろをつけられていると感じてすぐに曲がってしまう．

2．作業療法士の意見

1）これまでの経過
1年以上が経過し，定期的な通院が生活リズムになりました．しかし，作業に対しては集中が持続せず習慣になっていません．作業療法士との会話は多いのですが，作業中はすぐに部屋を出てどこかに行ってしまいます．相手がいれば少し他の患者さんと会話することもあります．他の人とのコミュニケーションにも慣れてほしいと思います．

2）認知行動のパターン
人目を気にする行動や，物事を自分と関係づけて被害的に捉えやすい特徴があります．これは病気の症状でもあり，時々本人とも話をしています．理解しにくいことがあったらいつでも相談してください．また，これらの症状は薬で改善することが知られています．処方された薬はきちんと飲むように心がけてください．

3）作業療法の目標
①有効な時間の使い方（生活/活動スケジュールの作成と試行，ドライブコースの選択）
②アルバイトに関する情報収集
③アパートでの一人暮らしの練習（アパートにいると昼間誰もいなくなり，いづらい感じがする→これが幻聴に結びつく）

4）その他
ドライブは本人の対処行動（落ち着ける時間）となっていますが，同じ場所，同じ店でないと安心できず，知らない場所では誰かにつけられていると考えてしまうことがあるようです．現在，仕事の話はストレスになるので，今は無理をしないで，①の目標を優先しています．②，③は少し時間をかけてどうするかを考えて行こうと思います．

3．主治医の意見

1）診察時
自分の悩みを話すことはある程度はできていますが，「うまく伝えられない」という思いが強いようです．ご家族に対しても（特にお父さんに対して）同じような思いがあるかもしれません．

2）薬をしっかり飲む習慣はまだ確立できていません．
毎回説明し，特に抵抗もなく納得されても，やはり飲めていないということが繰り返されています．服薬を続けて効果が実感できれば習慣になっていくものですが….

作成日：○年○月○日，氏名：E，作業療法士：○○○○，医師：○○○○

てしまうため，遠回りをして通院に時間がかかる．⑤親は自分のことをなんでもできると思っており，自分が家でぶらぶらしていると不機嫌になる，自分ができないということをわかってくれない……と考えている．

2．アプローチ

本人および両親とは作業療法の開始時に合同面接を行い，目標を共有していたが，両親の理解不足や期待感が本人への圧力として作用していることがわかった．また，本人は両親に対して，①～⑤について「うまく伝えられない」と考えていたため，本人，両親，医療関係者が共通認識をもてるよう，本人が困っている問題（自分の病気について）とこれまでの作業療法経過を文章にまとめ，そこに主治医の意見を加えた報告書を作成し，本人より両親に手渡してもらった（**表1**）．また，本人が作業療法で行っていることを両親に知ってもらうために，作業療法士の提案により革細工でキーケースを作製し，両親にプレゼントすることにした．

3．その後の経過

両親の態度が軟化し，厳しいことをあれこれ言われなくなったと述べ，報告書の効果が確認された．現在も①～④の認知行動パターンは続いており，①～③に対しては（D さんに用いたものと同じ）ハンドブック（**図1**）[2]を利用し，服薬に関する心理教育を個別に行いつつ，孤立を避けるために自然な他者交流の機会を模索している．また，④については，交通量の少ない裏道を選ぶのではなく，信号は多くても自然な流れに沿って運転していればよい主要幹線道路を選んで走ることを提案し，これによって後続車の存在があまり気にならなくなった．プレゼントしたキーケースも喜んでもらえたと言い，現在，作業療法では両親に依頼された作品の製作を開始している．

F さん．30 代女性，統合失調症

高校卒業後，会社に勤務していたが，仕事上のストレスから不眠となり発症した．退職後は実家に戻り，自営業の父親と母親を助け家事をしている．被影響性が強く，母親が心理的に不安定になると，それに巻き込まれる形で本人も混乱し，不眠や胃腸障害などの多彩な身体化症状が生じやすい．

20 代の初回入院時に作業療法の経験があり，その後も休息入院の前後に何度か作業療法を利用していた．しばらくは自宅で安定した生活を送っていたが，近ごろ自宅に妹家族が同居することになり，家庭内力動の変化から心理的な動揺をきたし，本人の希望により外来作業療法を再開することとなった．

1．認知行動の評価

作業療法室にて「作業に閉じこもる」[3]時間を設けて落ち着きを取り戻す一方で，状況を分析する面接を数回に分けて行った．

OT：家の中に主婦が 3 人いるみたいで，いろいろと大変なのではないですか？

F さん：そうなんです．母は妹にいろいろやらせたいみたいで，今までは私が食事の用意な

んかもやっていたんですけど「お前はしなくていい」って言って，でも，妹はあまりうまくできなくて…….

OT：Fさんがお母さんと妹さんの間に入って，板ばさみみたいになっているんだね.

Fさん：(納得した表情で) そう，そんな感じです.

(中略)

OT：妹さんの子どもたちは誰になついているの？

Fさん：私が子どもが好きで，よく遊んであげるもんだから，「おばちゃん，おばちゃん」って寄ってきてすごいんです.

OT：妹さんは？　そのことをよく思っていないとか？

Fさん：そうですかね．私には何も言わないんですけど，妹は結構子どもたちをしかったりするんです.

OT：妹さんも余裕がなくてたいへんそうですね.

Fさん：そうなんです.

OT：お母さんは？

Fさん：母親は子どもたちがうるさいみたいで，いつも怒っています.

OT：子どもさんはFさんがいてありがたいけど，相手をするFさんがたいへんになるね．自分の部屋ではゆっくりできるの？

Fさん：部屋にいても子どもたちが私の部屋に来てしまうんです.

(以下省略)

面接では，学齢期の甥や姪への躾をめぐって母親と妹の間で板ばさみとなり，子どもの世話をする，家事を分担するなど，家庭内での役割関係が錯綜し，本人・母親・妹がそれぞれ心理的に動揺していること，父親はこれを遠巻きにみている立場にあることを確認した．Fさんは「家中がたいへんなんです」と言い，葛藤的な家族状況は理解していたが，それが母親のヒステリックな反応や，自身の線維筋痛症などの症状悪化と関係していることは理解できず，「自分が悪いのではないか」と考え，解決策が見いだせないまま「どうしたらよいのかわからない？」と混乱するばかりであった.

2．アプローチ

家族との心理的な距離を保てるよう週3回の通院を確保し，作業療法では「自分の時間を楽しむこと」を当面の目標とした．数カ月が経過し，まとわりつく子ども，感情表出の激しい母親と困惑している妹への対応，家庭内での役割分担，休息時間の確保などを検討し，あれこれ試行錯誤したが事態は一向に改善しなかった．そのため，自宅から離れた郊外にあり，畑を家庭菜園に利用している以外は誰も使っておらず，現在は空き家となっている父親の実家での一人暮らしを計画することにした.

1)「家族にどう話したらよいのでしょう？」

家族との距離をおくことが目的であったが，本人は両親も主治医も一人暮らしには反対するに違いないと信じており，「どう話したらよいかわからない」と困惑を示した．そこで両親に対する

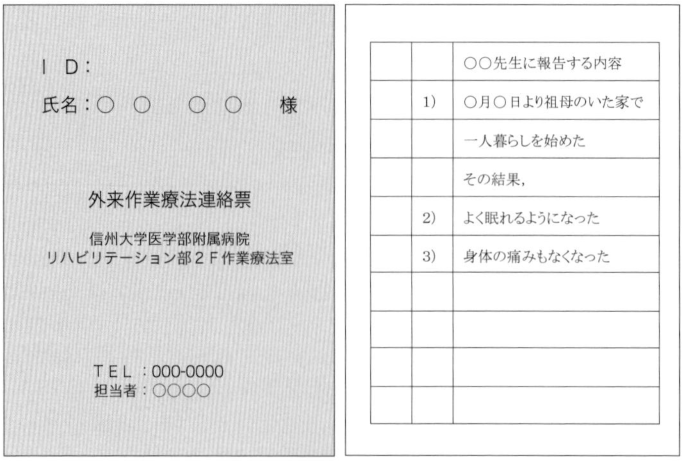

		○○先生に報告する内容
	1)	○月○日より祖母のいた家で
		一人暮らしを始めた
		その結果，
	2)	よく眠れるようになった
	3)	身体の痛みもなくなった

I D：
氏名：○ ○　○ ○　様

外来作業療法連絡票

信州大学医学部附属病院
リハビリテーション部２Ｆ作業療法室

ＴＥＬ：000-0000
担当者：○○○○

図2 連絡票

外来作業療法の利用者に対して，次回の予約日時や日常生活で気をつけてほしいことなど，作業療法士からの連絡事項を記入して渡す．小冊子になっており，毎回の通院時に持参してもらう．図の左は表紙，右は記入用紙，サイズは A6（15 cm×10.5 cm）．

説明内容を，①母親・父親・妹・子どもたちの誰かが悪いということではない．しかし，②自宅では思うように休養が取れず体調を崩しやすいので，③しばらく一人で生活し落ち着けるか試してみたい，という3点に整理し，これを連絡票（後述）に記して父親に相談するよう勧めた．

母親は一人暮らしに難色を示したが，父親が本人の希望に理解を示し，1カ月の準備期間の後，試験的な一人暮らしを行うことが許された．単身生活では炊事や洗濯などの最低限の日常生活活動と，これまでも家族と行ってきた畑の世話（除草作業）が中心で，父親の提言もあり，近所付き合いは必要最低限に控えているという．

2）「先生にどう話したらよいのでしょう？」

一人暮らしを始めると熟睡感が増し，痛み発作などの身体化症状も消失し，臨時薬が不要となった．しかし，試みの一人暮らしであったため，本人からは主治医に何も話しておらず，診察時に状態の変化（症状が改善した理由）を「どのように説明したらよいかわからない」「無断で一人暮らしを始めたことをとがめられるのではないか」という新たな心配が生じ，あれこれ考えをめぐらして困惑を示した．そこで作業療法士より主治医にはありのままを告げればよいことを伝え，報告すべき内容を簡潔に連絡票に記して本人に渡した（**図2**）[*4]．

3．その後の経過

一人暮らしは家族の協力もあって順調に経過し，4カ月目を迎えている．家庭内の役割関係も落ち着き，週末には家族が遊びに来たり，通院の帰りには自宅に立ち寄り母親の愚痴を聴いたりする余裕も出てきたという．主治医には連絡票を用いて経過のありのままを説明し，その後はコミュニケーションにも余分な気を遣うことなく，自ら減薬の希望を申し出て，服薬を最低維持量

[*4] 作業療法の経過は，実際には電子カルテにより主治医と共有されていたが，コミュニケーションを図る意味で，本人が自ら報告することが大切と考えた．

に減らすことができた．作業療法では生活のペース配分を確認しながら，家族へのプレゼントや生活場面で利用できる実用的な作品の製作をしている．

考 察

1．統合失調症のコミュニケーション障害

統合失調症のコミュニケーション障害には，ものごとを被害的に捉えやすい傾向，視点の拡がりに欠ける偏った認識，自然に頭に浮かぶ自動思考などが影響しやすい．しかし，こうした認知・思考パターンは統合失調症固有の特徴とはいえず，正常な認知・思考からの偏り，すなわち「質的な差」というより「程度の差」と捉えたほうがスティグマの軽減や対処技能の向上につながりやすい．たとえ健康な人でも，過大なストレスがかかったり，不安・孤立・過労・不眠が続いたりすれば，幻覚や妄想的な考えを経験することもあり得るという考え方である[2,4]．

症例Ｄさんと症例Ｅさんの場合，他者の存在を過度に意識する傾向があり，緊張や不安が高まると幻聴が生じやすい．また，症例Ｄさんでは幻聴に対する「バカ野郎」という自己対処が実際の声として「周囲に伝わったのではないか」という新たな不安を生み，この不安を打ち消すために「変なことを言わなかったか？」という強迫的な確認行為が生じやすいものと思われた．症例Ｅさんの場合には，不特定他者のいる場で被害関係念慮が生じやすく，こうした状況を回避するためにぶらぶら歩き（回避行動）が始まると考えられたが，共に対人交流・コミュニケーションという視点からは有効な対処（コーピング）とは言いがたい．一方，症例Ｆさんについては，容易に思考の混乱をきたしやすいという特徴はあるが，比較的長期にわたるかかわりの中で「どうしたらよいのでしょう？」という相談（援助希求行動）が可能となり，これが有効なコーピングとして機能している．

個々の対処技能に差はあるにせよ，患者が示すコミュニケーション問題の背景には，不安，緊張，混乱，孤立，自信のなさなどが共通しており，作業療法でこれらをいかにサポートしていくかが問われることになる．

2．症例に対するコミュニケーション支援

症例Ｄさんに対しては，ガイドブックを利用した精神症状に対する心理教育，作業療法室での場面設定と作業活動を利用した対人距離の調節，他者観察の機会提供，挨拶の励行などが主な支援内容である．症例Ｄさんの経過が示すように，幻聴や自動思考，強迫的な確認行動などの生ずるメカニズムを心理教育で学ぶと同時に，その場で具体的な対処行動とコミュニケーション手段を試行錯誤できることが，作業療法の持ち味でありコツといえる．

症例Ｅさんに対する支援は，精神症状と薬物療法に関する心理教育に加え，両親とのコミュニケーションを改善するために経過報告書を作成したことが大きい．このような報告書を作成すること自体が，患者が自身の状態を客観的に振り返る機会となり，作業療法士や主治医との「意味のあるコミュニケーション」を促進させやすい．本人が「うまく伝えられない」と述べていたように，患者が周囲の人に自分の状態をわかりやすく説明することは，相手が家族である場合には

表 2 症例に対するコミュニケーション支援

<table>
<tr><th>事例</th><th>主目標</th><th>アプローチの意図と工夫</th><th>共通する内容</th></tr>
<tr><td>D さん</td><td>他者との
コミュニケーション</td><td>・確認行動の保障
・ガイドブックの利用
・対人距離を保つ作業
・他者観察（マンウォッチング）
・挨拶の励行</td><td rowspan="3">a．認知行動の評価
（状況分析）
b．心理教育
（症状理解，対処法検討）
c．対人距離の調整
d．目標設定
（行動計画を考える）
e．パラレルな場と作業活動の利用
（安全な他者体験）
f．媒介物の利用
（作品，報告書，連絡票）
g．時間の使い方
（生活のペース配分）</td></tr>
<tr><td>E さん</td><td>両親との
コミュニケーション</td><td>・ガイドブックの利用
・経過のまとめ（報告書の作成；本人，家族，医師との情報共有）
・両親へのプレゼント</td></tr>
<tr><td>F さん</td><td>家族・主治医との
コミュニケーション</td><td>・対人距離の調整
（場の確保，一人暮らしの計画）
・思考過程の整理
・説明内容の整理
・説明方法の工夫（連絡票の利用）</td></tr>
</table>

心理的な距離が近いだけに難しいことがある．家族には本人のたいへんさ（苦労）と，それを理解し援助したいと努力している支援者の姿勢が伝わることが大切で，両親の理解と安心感が本人とのコミュニケーションの改善をもたらした要因といえる．

症例Ｆさんは，幻覚や妄想などの症状はみられないが，自分に起こっていることがピンとこない，実感や確信がもてないという体験障害がある．そのため，目の前に起こっている状況が自分にとって「ストレスなのかどうかがわからない」「自分が疲れているのかいないのかがわからない」と言い，周囲の言動に左右され思考の混乱をきたしやすい特徴をもつ．このような体験不全（不確実感[5]）は多くの患者に認められ，たびたび認知（ものごとの捉え方・考え方）と行動（どのようにしたらよいか）を交通整理する介入が必要となる．本人と一緒に両親に説明する内容を整理したり，主治医に報告する内容を連絡票に整理したりといった援助も，本人一人の努力では収拾のつかない堂々めぐりの認知・思考状態に対する交通整理の意味が大きい．

各症例に作業療法で行ったコミュニケーション支援を**表 2** に整理した．共通する支援方法として挙げた認知行動の評価（状況分析），心理教育（症状理解，対処法の検討），対人距離の調節，目標設定（行動計画），パラレルな場と作業の利用（安全な他者体験），媒介物の利用（作品，記録・連絡票等），時間の構造化（生活ペースの調整）については，多くの症例に共通する作業療法の支援技術といえよう．

3．作業療法におけるコミュニケーション活動

認知行動という視点からみれば，作業療法におけるコミュニケーション支援は，①認知行動のパターン分析→②適応的な認知行動と対処法の練習→③生活場面での実践とその振り返り，という円環となり，これは認知行動療法の進め方と一致する．その中で，②〜③の過程において，作業療法士との関係，具体的な作業活動，対人交流の場，集団のもつ力，モノ・時間の使い方などを意図的に活用する点が作業療法のストラテジーであり独自性といえる．

人が作業活動を行うとき，自分と向かい合ったり，体験を共有したり，他者に依頼したり，誰

かにモノを手渡したり，誰かに感謝されたり，そこには必ずなんらかのコミュニケーション活動が生まれる．こうした「モノ媒介」[6]のコミュニケーション活動を，直接・間接的に支え，それを発展（社会化）させていくことが，作業療法におけるコミュニケーション支援といえよう．

臨床の場では，作業療法士自身が対象者とのコミュニケーションに苦慮することもある．妄想的な言動を繰り返す患者，自己決定ができない患者，身体言語を訴える患者など，コミュニケーションに工夫を要した統合失調症例を通して，作業療法士がコミュニケーションスキルを磨くための視点を小論に示したので参照願いたい[7]．

おわりに

先日，小規模印刷所で季節アルバイトを始めた30代の男性患者から相談を受けた．職場で昼休みにテーブルを囲んで食事をするときに，「従業員に話しかけたいが，何を話したらよいかわからない」という．もともと無口で対人交流が苦手な人であったが，ここ数年アルバイト就労を繰り返し，積極性が増している．面接では，ホワイトボードに職場の配置図を描きながら状況分析を行った．そして，（1）自分から無理に話しかけなくても相手の話に頷いたり，話しかけられたら返事をするなど，受け身的なコミュニケーションから始めてもよい，（2）黙ってその場にいるのが気まずかったら雑誌などを眺めていてもよい，（3）自分から話しかけるとしたら，職場の人たちと共有している，①場所（物理的環境），②時間（納期や残業など），③作業（方法や手順の確認など）が話題にしやすいことを確認した．まさに作業分析的な発想である．いつになく引き締まった表情で「わかりました」と言って帰ったが，次回の報告が楽しみである．

文　献

1）山根　寛（編）：伝えることの障害とアプローチ．三輪書店，pp69-82，2006
2）原田誠一：正体不明の声―対処するための10のエッセンス―．アルタ出版，pp5-15，2002
3）小林正義，他：「作業への閉じこもり」の治療的利用―分裂病回復期初期の治療構造について．作業療法　20：472-482，2001
4）Kingdon D, et al（著），原田誠一（訳）：統合失調症の認知行動療法．日本評論社，pp11-160，2002
5）広沢正孝：統合失調症を理解する彼らの生きる世界と精神科リハビリテーション．医学書院，pp31-32，2006
6）小林正義：作業を通して人と接するために．澤　俊二他（編）：作業療法ケースブックコミュニケーションスキルの磨き方．医歯薬出版，pp16-25，2007
7）小林正義，他：統合失調症．澤　俊二他（編）：作業療法ケースブックコミュニケーションスキルの磨き方．医歯薬出版，pp117-124，2007

6

評価面接・作業面接のコツ：精神障害②

白川智加子
長野医療技術専門学校

はじめに

作業面接は一定の作業を対象者に提示し，実際にその作業を共に行い，そこで対象者が具体的に体験したことや作業療法士と対象者が共有体験したことをもとに行われる面接である．

通常の面接では得られない，具体的な個人の特性がわかり，対象者と結果が共有しやすく，共通の目標を設定するのに適している[1)]．

たとえば，作業療法開始時には，これからどのように作業療法を進めていくか，という目的を作業療法士と対象者が共有する．作業療法士は対象者にどのような支援が必要かという心づもりを得るために，作業活動のもつさまざまな特徴（構造）や，対象者との相互作用を利用して作業面接を行う[2〜4)]．加えて，作業面接は通常の言語による面接が困難な対象者にも適応できる利点がある[5)]．

反面，結果としてみえやすいために，早すぎる現実検討をさせてしまう危険性をはらんでいることを忘れてはいけない．中井[6)]は「病識は，時満ちて病識に耐えうるしっかりした余裕があるところに自然に生まれる必要がある．早すぎる病識のときは特に『支え』の必要なときである」と述べている．

作業面接では，できる・できないではなく，どのようにしたら（支援があったら）できるかに比重をおいた姿勢で，評価・分析しながら，それぞれの場面では「できた」にもっていく治療的かかわりも必要とされ，作業療法士がどのようにかかわったのかも含めて評価することになる．本項では，精神科領域における評価面接・作業面接のコツについてまとめる．

作業面接には 3 つの側面がある

冨岡[7)]は，作業面接には，評価する・治療する・信頼関係をつくる，の 3 つの側面をもっており，相互に関連しているだけでなく，時には利害が相反して相互に排除しあうことがあることを挙げ，3 つの側面のいずれかのみを目的とする面接は存在しないことを強調している．

評価に重きをおくと，できるだけ対象者一人で作業を進めてもらおうと手を出さずにいることになりがちである．そして，失敗したときにどのように対処するかまでみようとすると，対象者にとってはプライドを傷つけられ，問題に直面化させた作業療法士に不信感をもち，また自信をなくして何かにチャレンジする意欲を失うことになりかねない．ゆえに作業療法開始時や，初期の作業面接では，特に「できた」というかたちで終了するかかわりが大切になる．

作業療法士は一緒に作業を進める中で，伝わってくる対象者の大変さに共感しながら，どのような失敗をしそうになるか，どのような支援があればできるか，どの程度の励ましがあれば作業を継続できるかを評価し，支えていく治療的なかかわりをしながら，作業療法士自身のかかわり方も含めて評価を進めていくのである．もしも，終了までたどり着けず途中で終了することになったとしたら，それは作業療法士の力不足を反省しなければならない．

対象者を評価しているつもりが，実際は対象者からも作業療法士が安全なのか，信頼しても大丈夫なのか，評価されていることを忘れてはならない．

作業面接の進め方

1．作業面接で利用する作業の選択

作業療法室を見学してもらい，やってみたいと希望するものがあれば，その希望を配慮しつつ（難易度によっては，作業療法１回の時間で終わる程度に工夫する必要があり，作業療法士から進める作業でもよい），１回の作業療法時間で仕上がる作業，難易度が途中で変更可能な作業（作業療法士が手伝ったり，段階づけしたり，見本を用意することでやさしくできる作業）が望ましい．

また手順の確認，間違いやすい場面等，作業分析が必要であり，またどのような構造（オリエンテーション内容，時間帯，かかった時間，場所，他者の存在，作品の残り方等）で行われたのかも記録しておく必要があり，このため作業療法士がよく知っている作業であることが望ましい．ゆえに作業療法士自身が初めての作業で行うことは難しい．何度か自分自身で行い作業分析しておく必要があり，使いこなせる作業が望ましい．

作業内容も構成作業や身体活動，集団場面，対象者によっては投影的作業等を組み合わせ，場面や構造，作業による違いもみていく．

2．初対面の印象をみておく

初対面でどんな印象だったかは大切な情報である．初対面の印象だけで決めつけてしまわず，常に修正していくことはもちろん必要なことだが，第一印象で判断されてしまうことも多いので，対象者の第一印象がよくないがゆえに損をしていることもある．信頼関係ができてくるころに，どんな表情やしぐさが損をさせているか，誤解を招いているかを話題にしていくためにも，記録しておく必要がある．

3．かかわるときのコツ

1）ほどよいかかわりが大切

ほどよいかかわりについて**図１**に表してみた．**図 1a** は作業療法初期，あるいは初めての作業やわかりにくいところ，対象者の意欲が低下している等の理由から，作業療法士が普段よりかかわりを増やす必要があるときである．

見本をみせる，途中までやってみせながら渡してみる，一緒にやる等，様子をみながらかかわ

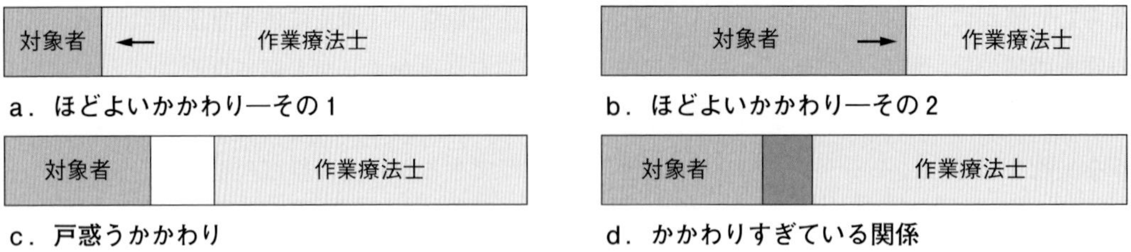

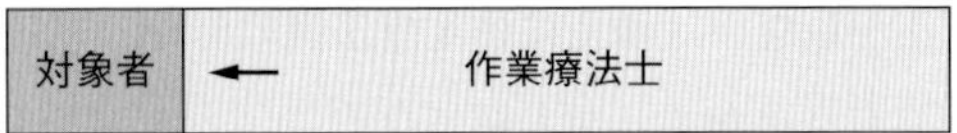

a．ほどよいかかわり―その1

対象者　作業療法士

b．ほどよいかかわり―その2

対象者　作業療法士

c．戸惑うかかわり

対象者　作業療法士

d．かかわりすぎている関係

図1 ほどよいかかわり

a：作業療法開始時や，初めての作業に取りかかるとき，不安が強いとき，意欲が低下しているとき等は，段階づけとしては簡単な方向へ作業療法士から手を差し伸べていく
b：対象者が慣れてきたときは，段階づけを自立の方向へ．作業療法士は少しずつ援助の量を減らす方向で，声かけ，見守りをする．戸惑っているようならその1の方向に動く
c：作業療法士が引きすぎていて対象者は戸惑う．「自主性に任せる」という聞こえのよい放任の形でもあり，治療が進まないこともある
d：かかわりが過剰すぎて自立の可能性を奪ってしまう．作業療法士側の不安からよけいにかかわりすぎてしまう場合もある

りを増やしていく．しかし説明をしたり見本をみせたりして，対象者だけで進められるようになってきたら，**図1b**のように，作業療法士は徐々にかかわりを減らしていく．減らし方も，様子をみながら，すぐ手を出せる近くにいるのか，それでよいという保証を伝えながら様子を見守るのか，あるいは困ったとき声をかけられる対象者なら，声をかければすぐに気づける場所にいる等，場面によって見極めて（評価して），かかわりを減らしていく．

どのようにかかわるかには，この“ほどよさ”のラインの見極めが大切である．時々刻々とどのような支援が必要かは変化していく．この対象者に対する作業療法士のかかわりのラインが，対象者の状態によって臨機応変に移動し，作業療法士は様子をみながらかかわりを増やしたり，少しずつ自立に向けてかかわりを減らしたりとラインを調整し，作業療法士の手を離れていく方向へ動くことが望ましい．

図1cは，作業療法士が評価を意識しすぎて一人でできるか見守る時間が増え，かかわりのラインを引きすぎて，声をかけたり手を出したりするまで間を取りすぎてしまったときの状態である．

間をとりすぎると，対象者からすれば困っている時間が増えるため困惑したり，戸惑ったりして意欲が低下し，自信が失われていくことにつながる．また，「評価されている」と感じやすくなる．

「自主性に任せる」という立場をとるときも，この形になりやすいので注意が必要である．自立に向けた支援を考えると，引き気味にみていてかかわるところで遅れて，距離をとってしまいがちになる．たとえばさまざまな理由から安易に決定しそうなとき，いくつか案を提示し，その結果どのようなことが予測されるかも説明したうえで自己決定できるように支援する，それでも難しければもっと選択範囲をしぼったところから決定を促す．自己決定不安がある場合，決定してもよいという保証から必要なこともある．いずれの場合も自主的な行動がとれるように，ほどよいかかわり方を心がける．

反対に**図 1d** は，早く信頼関係をつくろうとしたり，自立への方向を意識しないでかかわり続けたりする，かかわりすぎの状態である．これは作業療法士が代理行為しすぎて対象者の依存を招いたり，自立を遅らせたりする．また作業療法士側に不安があると，かかわりすぎてしまうこともある．どこまで手を出すか，見守るか見極めての支援が大切である．

2）かかわりすぎると評価できなくなる

作業面接中，対象者が困っているような場面で，たとえば気をきかしたつもりでやり方を教えたり，先取りして代わりにしてしまったりするとどうなるか．

まず，対象者が援助を自ら求める力があるのか評価できなくなる．どのようなときなら声をかけられるのか（近くにいてくれればかけられる，遠くても近くまで行ってかけられる，忙しそうなときでも時を見計らってかけられる等），どのように声をかけるのか（場面を考えず声をかけてしまう，考えてから声をかける等），どこがわからなくてできないのかを理解しているのか，それを相手にわかるように説明できるのか，表情で困っているということを伝えるのか等が評価できなくなる．

パニックになって余裕がなさそうなときには，すぐ手当てが必要であるが，まずは自分から助けを求められるように一瞬，間をとって視線を合わせてみるとよい．作業療法士が近づいたらどうなのか，助けを求めやすいようにこちらから「必要なときは声をかけてくださいね」等，声をかけたらどうなのか，さらに「わからないところがありますか？」と具体的に聞いたらどうなのか．徐々に段階を追ってかかわりを増やし，どのような支援が必要かを見極めていく．“ほどよい間”であれば，困ったとき助けてくれる存在として，そこにいてくれるのだと感じ，信頼関係も生まれていくであろう．

3）「できない」というとき，考えられる理由とかかわり方

作業面接のときは，合意を得てから実施するのであまり経験しないかもしれないが，作業面接以外のときにも，どんな作業を進めても「できない」「やらない」とまず答えられてしまうような場合がある．対象者からなぜやりたくないのか，どこができないと思うのか理由を含めて説明してくれることはほとんどない．このようなときには一つひとつ考えられる理由に対していねいにかかわっていくことが大切である．考えられる理由と対応についてまとめる．

⑴ 失敗を恐れている場合

対象者の中には，過去に失敗してしかられたり，笑われたりした経験から作業に取り組まない場合がある．このようなことが見受けられたときには，「わからないときは聞いてください」「必要があれば手伝います」と支援する用意があることを伝えてみる．失敗しそうなところは手当てしながら，失敗したとしても作業療法士のミスであると引き受けたり，失敗にせず工夫してしまうなど作業療法場面では，しかられたり笑われたりしないことを理解してもらう．

⑵ 予測が立たなくて不安，手順がわからず戸惑っている場合

紙面による説明，口頭による説明，見本をみせる，実際にやってみせる，など順にかかわりを増やしていく．説明も複数まとめて説明せず，まず一工程を説明して作業療法士がやってみせつつ途中から変わることもある．他の人がやっているのを見学して予測をしやすくすることも一つの方法である．

(3) 難しそうに思えて手が出ない場合

わからないとあきらめてしまうが，やってみようと思えるように作業療法士が手を差し伸べて，対象者ができそうと思えるところまで，かかわりを増やしていく．

たとえば手順を示し，見本を示し，具体化していく．また必要であれば手伝うことも保証する，途中までやってみせて引き継ぐ，という順にかかわりを増やしていってみる．共同作業というかかわりの多いところから，一人で行うようにかかわりを減らしていく方法もある．

(4) 難しすぎた場合

この場合は，作業療法士のミスであり，作業療法士が責任をとる形で難易度を下げるか，別の作業に変更する．あるいは，一緒に作るかたちもある．

(5) 声のかけ方を工夫したが駄目だったとき

声のかけ方を工夫しても駄目だったときは，「やってみたいと思ったときには声をかけてくださいね」「また声かけますね」「他の人のやり方を見学してみてください」など次につながる声かけをして，「あなたに感心があるのです」「かかわる用意があるのです」という気持ちを伝えておくことも大切である．

(6)「できた」に変えることができれば

作業療法場面で「できない」「やらない」と言いやすい方は，「できた」「自分にもできる」と思える機会も減ってしまう．作業療法士が作業分析やかかわり方を駆使して「できない」「やらない」を「できた」「自分にもできる」に変えていけたら，対象者にとっては作業療法士との出会いが大きな転換点となる．「できた」と思えたら，次のときには「やってみようかな」という気持ちも育ち，できることが増え，経験も増えて自信も生まれる．

中井[6)]は「広い意味での精神療法は，治療者側の一挙一動に始まる．そして，治療の場で起こる患者の言動と治療者側の言動が，治療上どういう意味をもつかを考えていくことである」と述べている．作業療法場面，特に評価場面ではストレスのかかることをしてもらうことがあり，そこに介入していくこともある．作業療法士のかかわりが治療的かどうか，常に振り返りながら進める必要がある．

4．具体的な評価の視点

学生や新人の作業療法士がはじめからベテランのように作業面接をすることは難しいかもしれない．日々熟練に向けて努力することや，またベテランからアドバイスを受け，自分の評価の視点が甘いところに気づいていく必要がある．ベテランもまた，自分の評価の視点が偏っていないかを時に点検するとともに，特にうまくいっていない対象者の場合はどこかに見落としがないか，気づかないうちに偏っていないか，見直す必要がある．

たとえば，言語面で気軽にやりとりできるような対象者の場合には，作業能力を高くみやすい傾向があり，それゆえに作業療法がうまく進まない場合がある．評価者が行動観察からみてとった対象者の心の動きが本当に正しいのかは，対象者に聞かなければわからない．

また，症例検討会等で意見をもらうことも非常に大切だが，この場合，病院や作業療法室，作

表1 作業面接での観察の視点（箱づくり法を参考に）

	対人面の評価	作業能力の評価	作業療法士の対応
導入場面	・初対面（検査開始）のときどんな印象を相手に与えるか ・服装の印象：TPO に合っているか，さっぱりしているか，どのように個性的か ・相手を意識して，配慮して対応できるか（挨拶・氏名を自分から先に言うか，視線を適度に合わせられるか） ・説明を受けるときの様子はどうか（指示に対する理解度が非言語によって伝わってくるか）	・紙面による指示を自分で読んで正しく動けるか，書けるか，どのような説明が必要か ・言語による指示を理解して動けるか（工程をどの程度まとめて伝えてもよいか）	・緊張をほぐすように対応したか（作業療法士の表情・しぐさは安心感を与え，話すスピードや説明の仕方，わかりやすさは対象者に合わせていたか）
構成作業場面	・援助が必要なとき自分から求められるか ・困ったときどう対処するか（助けを求めるか，一人で頑張るか，パニックになるか，かかわる人にわかりやすいか等） ・相手に対し，わかりやすく意思を伝えることができるか ・言葉の理解はどの程度可能か ・表情の変化がそのときの気持ちを表していて，みている側が安心して待っていられるか ・表情の変化がない，あるいは非言語による表現に緊張したり，気を遣う必要を感じたりするか ・作り終えたら教えてほしいと伝えた場合，そのことを覚えていて伝えられるか ・自分で明確な自己決定ができるか（どのような援助があれば自己決定できるか，できないか）	・作ろうとイメージしたものを頭の中で具体化し，どのような手順で作ればよいか組むことができるか，どんな援助があれば可能か ・取りかかりはどのようか（準備の状態・自分からか） ・口頭での指示でよいか，具体的な指示が必要か（見本の出し方の順序に注意：見本を出しすぎない） ・早く，材料の無駄がなく，きれいに作る方法を考えながら作っているか，道具の扱いはどうか ・場面や状況を判断して効率よく，正確に要領よく動けるか，動こうとしているか，失敗に対しどのように対処するか ・次の手順に移る前に確認して予測して失敗を回避しているか ・手順段取りはよいか ・作業をしやすい空間を確保する意識はあるか ・どこまでなら自分でできるか ・終了という区切りを自分から付けられるか	・説明は相手にあった形であったか（理解できない言葉はなかったか，理解可能な言葉で説明できたか） ・見本をみせる場合，適切な見本であったか（見本をみせるタイミングは早すぎず遅すぎなかったか，なぜ見本をみせようと思ったのか，見本は適切であったか） ・非言語によって伝わってくる感情がどのようなものであると判断し，どのように対応したか ＊箱づくり法では完成見本，展開図見本，切り取り見本，折見本の順に出していくことで，どの段階でなら自分でできるかを見落とさないように工夫されている
区切り・休憩場面	・区切りを付けられるか ・自分でどの程度休憩が必要か判断し，その内容を相手に伝えられるか，どのように対応してくるか（言語で伝えるか，非言語でわかるか）	・自分の状態を把握して適宜休憩をとれるか ・周りの状況をみて手伝ったり待っていたりできるか ・できていたことができなくなる，混乱しはじめるというのは疲労のサインと考えられ，休憩を必要とする	・区切りを付けられない場合や休憩が必要なのに自分から言い出せないようであれば，声をかける ・自己決定が具体的な案を出せば可能か，なぜ決められないのかをみる
振り返り場面（質問紙）	・表れていた表情と感情が一致しているか ・わからない表現に対し質問することができるか（自分のわからないことがわかるか，わからないことを明らかにする努力をするか）	・質問紙という紙面による指示を理解して進められるか ・順番を飛ばさずに答えられるか，またものさしを使う等必要な工夫が自分からできるか ・自分の感情を振り返ることができるか	・行飛ばしがある，自分では進められない等のときは，道具を使う，作業療法士が読む，作業療法士が質問して書く等配慮するが，どの支援で可能かを見極める ＊箱づくり法では，振り返りのための質問紙と面接が用意されている
振り返り場面（面接）	・言語による質問に対応できるか ・自分の感情をどの程度言語表現できるか（表情・言語の豊富さ・感情との一致不一致等） ・まとめていくつか聞かれたときに答えられるか，いくつなら大丈夫か ・どのように作ろうと心積もりをしていたか，それを言語化し一致点と不一致点を客観的に的確に答えられるか ・自分の作業を振り返りどのように受け止めているか ・会話は相手にわかりやすい表現で，またわかりやすいように手で示す等，配慮ができるか ・自己評価が高いか，低いか，妥当か，またその評価の理由が言えるかそれは客観的か ・具体物のない質問に対して理解し，イメージして答えられるか ・「たとえば」と空想の世界で対応することが可能か，遊べるか，どんなことを望んでいるか	**全体を通しての作業療法士側の評価** ・自分はなぜそのように声かけをしたか ・自分はなぜそのように手を出したか ・自分の感情の変化はどのようだったか ・なぜそのように感情が動いたのか ・自分の側の問題か，対象者に引き出されたか吟味する ・さらに自分の特徴を踏まえたうえで対象者の特徴を把握する（かかわりが早い・遅い・かかわりすぎ・任せすぎ等）	・作業療法士の見立てと対象者の主観とが一致しているか，一致していない場合どのように違っているのか，作業療法士の見立てが違うのか，場面によるのか，作業種目によるのか等見極める必要がある．また現実に対する受け取り方に偏りがある場合は，タイミングをみて修正していく必要があり，これが治療的かかわりとなる．誇大的な対象者に現実検討を促すときには，タイミングと内容を吟味する

表2 作業面接の一例（箱づくり法に沿って）

<table>
<tr><th></th><th>作業療法士の対応</th><th>対象者の様子</th><th>箱づくり法マニュアルで点数化（抜粋）</th><th>機能別領域プロフィール（資料3参照）</th></tr>
<tr><td rowspan="5">導入期</td><td>OT「どうぞおかけください．（あらためて自己紹介しますが）私は作業療法士の△△と申します．今日は先日お願いしました，簡単な課題を二人で協力しながら一緒にやっていきたいと思います．どうぞよろしくお願いします」 <少し間をとって被検者の反応を観察する></td><td>自分から自己紹介をすることはみられない．作業療法士の挨拶に対して口元が少しあがり，視線は合い，うなずいている．</td><td>挨拶と自己紹介
5．氏名の言語化，視線合わせ，言語的挨拶，非言語的挨拶の4項目
4．視線合わせと上記の2項目
③ 視線合わせと上記1項目
2．視線合わせはないが3項目いずれかあり
1．曖昧な動作・不自然な言語化・挨拶しない</td><td>役割関係（対人領域）</td></tr>
<tr><td>OT「やっていただくことは，ここにある紙とはさみとのりで箱を実際に作ってみて，そのことに関連した質問に答えていただくことなどですが，詳しいやり方はそのときにまた説明をします．検査全体の目的は，今後のリハビリテーションや作業療法の進め方を一緒に考えていくときの参考にするためのものです」</td><td>顔を上げて作業療法士のほうをみることはなく，ほとんど下を向いている．説明に沿って道具をみているようである．うなずくなどはみられない．</td><td rowspan="4">検者の説明・指示（全体・基礎事項）
5．検者や机上をみながら無言で聞く
④ 終始机上のものをみながら無言で聞く
3．質問・不安・緊張の言語化・ぶつぶつ
2．手いたずら・すぐにとりかかろうとする
1．きょろきょろ・もじもじ・無関係な話題
教材提示と指示の説明
検者への初期関心（挨拶・署名）
署名
基礎事項の記入方法
服装・整容（髪・爪・着方・まとまり）</td><td rowspan="4">出会い（対人領域）

役割関係（対人領域）
役割関係（対人領域）

課題集中（課題領域）
出会い（対人領域）</td></tr>
<tr><td colspan="2">（箱づくり用の用紙と基礎事項記入・署名用紙を入れ替えて読む）：署名の部分省略</td></tr>
<tr><td>OT「ありがとうございます．視力や手先の動きには特に大きな問題はないようですので，さっそく箱づくりを開始しましょう．それでは最初にやり方を読みながら説明しますので，一緒に確認していきましょう」<箱づくり法の説明用紙（資料1）を被検者の前に置いて読む></td><td rowspan="2">紙面による説明を目で追っている．うなずくことはなく理解しているのか，判断しにくい．話しかけた相手に対して非言語による交流が乏しく，一方通行のコミュニケーションの印象を受け，コミュニケーションがとれていない不安を感じる．</td></tr>
<tr><td>OT「やり方の説明は以上ですが，何かわからないことがありましたら，聞いてください．ここにも箱の寸法が書いてありますが，（机上の指示カードを確認して）途中でわからない場合は，いつでも質問をしてください．また作り終わったら教えてください．それでは，どうぞ始めてください」</td></tr>
<tr><td>展開図作成期</td><td>1分経過しても展開図に着手しなかったので
OT「参考までにいろんな見本を用意してありますが，見本をみますか？」と声をかけた</td><td>指示カードをみたり，手で箱を持っているような仕草をして考えているが，始められない．Aさん「いえ，大丈夫です」
と言うが考えている．困った表情をして展開図を書き出さない．</td><td>作業の初動（箱づくりの指示中・直後）
5．すぐに鉛筆と定規を持つ
4．鉛筆でメモ的に書き始める
③ 指示カード/検者への質問で確認する
2．検者に具体的なやり方を尋ねる
1．1分経過しても教材に触れず質問もない</td><td>イメージ着手（課題領域）</td></tr>
</table>

表2 つづき

	作業療法士の対応	対象者の様子	箱づくり法マニュアルで点数化（抜粋）	機能別領域プロフィール（資料3参照）
展開図作成期	OT「完成した見本だけでもまずみてみましょうか」と再度声をかける OT「サイコロ型とふたなし型では，どちらがいいですか？」 完成見本のみでは展開図を書き出さなかったので OT「展開図の見本もみますか？」 展開図見本を提示する	Aさん「それじゃあ.」 Aさん「サイコロ型で…」 Aさん「じゃあ…」 用紙は見本と同じような配置で使用し，5cmの線を1本ずつ罫線を利用してものさしで書いている.	最初の見本の利用 5．見本利用の希望なしまたは言及のみ 4．指示後に完成見本の提示希望 3．指示後・試行後に複数見本の提示希望 2．試行後の自製中途作品を見本に利用 ①誘導または検者の判断で見本提示・利用	イメージ着手（課題領域）
	＜展開図見本などを利用した場合はかっこ内（右表参照）の判定基準＞ のりしろの位置がわからずに困っていることは表情や仕草から読みとれるが，援助は求めないため OT「方向が違っているんですね」と声をかけて展開図作成見本を回して合わせる.	まわりの線を書き，折り線を書く．展開図を書いているうちに見本と書いている紙の方向が違ってしまい，のりしろの位置がわからなくなって困惑した表情になる.	線引き方法（作図の要領の良否） 5．罫線と定規併用で15cm線2本以上 ④罫線と定規併用で5-10cm線の混在 3．罫線と定規併用で5cm線のみ利用 2．線引き一部省略/切り取り印のみ 1．フリーハンド・罫線とのズレ大・罫線無視	可逆的思考（課題領域）
	のりしろが一つ足りないままはさみを持とうとしたので OT「のりしろは足りていますか？」 と声をかけたが気づかないため OT「ここが」 と指し示す. 表情が硬く，自分でなんとかしたいという気持ちが強いように見受けられるため，声をかけて援助してよいのか非常に迷ったが，失敗することはプライドがさらに傷つくように見受けられたので声をかけた.	展開図を回して方向を合わせるとそれをみてのりしろをつけていく．のりしろが一つ足りないことに気づかず，はさみを持とうとする. のりしろのないところに気づかず首を傾げている. 指でさされると気づき，のりしろを付け足す．一瞬作業療法士のほうを見たが表情は硬いまま下を向いたまま作業をしていることが多い.	裁断前の展開図の形（十・T・L・Z） 5．四角6個とのりしろ7・6・5（まったく同じ展開図） 4．四角5個とのりしろ4（折れ線の一部省略） 3．四角6個以上とのりしろ7・6・5（自己修正可） 2．四角5個とのりしろ5・6（自己修正＋確認） ①上記以外の展開図・検者の修正と援助	可逆的思考（課題領域）
			見本の使い方	イメージ着手（課題領域）
			用紙の使い方 5．罫線側の両隅2cm以内（まったく同じ配置） 4．罫線側の一端2cm以内（一端のみずれる） ③罫線側の中央部分使用（両端のずれ） 2．白紙側の四隅・一端より（それ以外） 1．白紙側の中央部分より・検者の援助	イメージ着手（課題領域） 可逆的思考（課題領域）
			作図（完成度と消しゴム使用の有無）	可逆的思考（課題領域）
			のりしろの位置・数・修正	
裁断仮組立期　接着仕上げ期　区切り・休憩期：省略				

表2 つづき

	作業療法士の対応	対象者の様子	箱づくり法マニュアルで点数化（抜粋）	機能別領域プロフィール（資料3参照）
振り返り・確認期	OT「それでは，箱づくりの作業を振り返りながら，いくつかお話をうかがいたいと思います．（質問紙への記入を含む）」	質問紙には行をとばすことなく答えている．	質問紙の記入 自由感想・質問 箱イメージの言語化 再実施時の工夫	課題集中（課題領域） 二者交流（対人領域） イメージ着手（課題領域）
	OT「実際に箱を作り，質問紙にも答えていただいたのですが，全体を振り返っていかがでしたか．箱を作った感想や質問等，なんでも自由にお話しください」	Aさん「もっと自分でできると思ったんですけど…」と首を傾げながら話す．	箱の取り扱い方（Ⅵ期全体で） 箱の自己採点 5．見る，触る，記入，点数化，言語化の5項目 ④ 上記の4〜2項目のみ 3．記入のみ/点数化の一方のみ 2．検者に質問・確認して記入・点数化 1．示唆・誘導で記入・点数化/拒否	作品交流（対人領域） 作品交流（対人領域） 手順段取り（課題領域）
	OT「どんな箱を作るつもりだったかを教えていただきたいのですが，一つは最初に作ろうと思った箱のイメージ，二つ目は，イメージどおりにできた点，3つ目は，イメージどおりにできなかった点，その3つについて具体的に教えてください」	Aさん「四角い箱…後何でしたっけ？　イメージどおりなところは…四角くなったところです」	得点・減点の理由 箱の現実的利用	作品交流（対人領域） 作品交流（対人領域）
	OT「同じような道具でまた箱を作るとしたら，どんな点に工夫してみたいですか．思いつくままになるべくたくさん挙げてください」	Aさん「えー？　ここにある道具でですよね？　ちょっと…わからないです」	魔法の小箱としての利用法 面接中の会話 言語内容のわかりやすさ 検査終了時の態度（休息と切り替え）	作品交流（対人領域） 出会い（対人領域） 二者交流（対人領域） 出会い（対人領域）
	OT「でき上がった箱の自己採点をお願いしたいのですが，（署名用紙のスケールを示して）ここが0点で，ここが100点とすると，どの辺になるか，印と点数を付けて教えてください」 以下省略	Aさん「60点」言語化し，スケール上に印を付けている．		

業面接場面の構造から説明する必要があり，なかなかイメージしてもらうことが難しく，時間がかかる．それを助けるのが，構造化されている評価法である．今回はその一つである箱づくり法[8)]を利用して具体的な評価の視点をまとめてみた（**表1**）．また実際の対象者とのやりとりを**表2**にまとめたので，**巻末資料1〜3**（139〜144頁）と合わせて参照いただきたい．

箱づくり法は，冨岡[8)]が「伝達可能かつ臨床でも利用しやすい評価法」として20年以上の時間と労力をかけて育ててきた手作りの評価法である．一辺が5cmの箱を作るという作業を利用し，決まった手順の流れで評価を進めていく（**表2**の「箱づくり法マニュアルで点数化」と，**巻末資料1**の「箱づくり法の説明」を参照）．マニュアルには，行動観察や評価する視点が作業分析をもとに細かく挙げられているので，1回の作業面接で多くの情報（作業遂行・対人関係・支援法・認知）が得られ，見落としは少なくなり，作業遂行能力と対人関係技能をみるときに，偏りがちな作業療法士の個人のくせに気づけるので修正が可能になる．また，結果に対する対象者の主観的体験も，言語による振り返りとともに「要領よく正確に作ろうと思った」「図面を書く順序がむずかしかった」「最初のとりかかりに時間がかかった」「わからないことはきちんと聞けた」

など，83問からなる質問紙を利用して確認していく．また，体験したことを振り返る内省力がどの程度あるのかもみていく．最終的には，箱は採点表に沿って採点をし，行動観察と質問紙の結果は表に入力して，グラフ（**巻末資料2**）としてまとめられる．グラフの読み方については簡単にではあるが**巻末資料3**にまとめた．この他，評価者のかかわり方（いつ，どのように声をかけたりかかわったか）も振り返りやすく，かかわり方が厚すぎず薄すぎないかもみえてくる．

他の作業面接場面でも箱づくり法の視点を応用し，自分の評価の視点に偏りがないか点検し，偏りを修正することで，作業面接技術の向上にも役立つ．

箱づくり法は，すでに臨床で使用している経験のある人から学び，自分でも何度か練習してからでないと，実際に対象者には利用できないが，学ぶ過程でも作業面接の力はついてくる．

作業のあとの面接で行うこと

1．体験をどのように受け止めているか確認する

どのような感想をもったか確認する．このことにより，作業をしてみてどのように受け取ったか（受け取りやすいか），自己評価が高いか低いか，それが妥当かがわかる．評価を実施したときの作業療法士側の認識と対象者の認識が違っている場合，訂正が必要なときもある（たとえば作業療法士には助けを必要としていたようにはみえず，一人で頑張ろうとしているようにみえたのに，本人は助けてほしかったけれど，それが言えず困っていた等）．安定した信頼関係が築けたころに，そのように受け取りやすい特徴に自らが気づき，自分で訂正できるように，作業療法士が支援していくとよいであろう．

また，作業療法士側が受けた印象についても勝手に決めつけてしまわず，確認していく必要がある．作業療法士自身の見方が常に正しいとは限らない．思い込みは禁物である．作業療法士自身の思い込みやすいパターン，見過ごしやすいところを知っている必要がある．“ひとがひとを評価する”ということの怖さは，作業療法士自身の基準がものさしになって計られることである．自分の基準がどのように偏るのかを知り，差し引くことが重要である．

2．当面の目標を設定する

作業療法場面での作業（集団も含む）への取り組み方には，対象者の日常の問題点が現れやすく，作業面接場面においても，再現される可能性がある．

対象者にとっては，今その場で起きたことなので理解しやすく，また作業療法士側で生活場面の問題点にはどのように現れやすいか具体的に言語化し，問題点や支援方法を共有していくとさらに理解しやすい．そのうえで当面の作業療法での目標を設定していく．作業療法士に見守られ，支援を受けられる環境の中で，対象者が試行錯誤を繰り返しながら，今までのパターンからよりよいパターンに変化していくこと，体得していくことをイメージできるとよい．結果でなく経過を大切にし，作業療法士とともに変化を実感していけるよう進めていくことが大切と思われる．

おわりに

作業療法士は，日々の作業療法場面で作業を通して対象者とかかわっているときにも，評価と治療的かかわり，信頼関係づくりを繰り返し行っている．対象者にとっては，自分の意見が反映され，失敗してもそこから学んでいけばいいことを体験し，経過を楽しむという価値観，工夫すればできるようになること等を，目に見える形で理解できる機会となる．

試行錯誤しながら変化を楽しめるようなフィードバックや励まし，スモールステップで成功体験を重ねて自己効力感を育むこと，こうやればできると模倣する機会をつくるようなかかわりは「あなたを大切に思っていますよ」という言葉にならない思いとしても伝わっていく．

一人で悩み，不安なまま過ごさなくてよいことを，どうしたらいいかわからないことを，自分のことのように共に悩み，考えている人の存在を感じてもらえるような作業面接にしたいと思う．

文献

1) 香山明美：作業療法士にとっての面接．OT ジャーナル　**42**：71-76，2008
2) 山根　寛：精神障害と作業療法　第 2 版．三輪書店，p124，2003
3) 小林正義：作業面接の意義とコツ．精神作業療法研究　**1**：70-76，2004
4) 小林正義：作業を通して人と接するために．澤　俊二，他（編）：コミュニケーションスキルの磨き方．医歯薬出版，pp16-25，2007
5) 山根　寛：評価のための面接―構成的作業，投影的作業を中心に．OT ジャーナル　**23**：885-890，1989
6) 中井久夫，他：看護のための精神医学　第 2 版．医学書院，2004
7) 冨岡詔子：面接（1）作業面接の意義と構造（上）．OT ジャーナル　**23**：664-672，1989
8) 冨岡詔子（編著）：作業面接としての箱づくり法．箱づくり法研究会，2004

7

評価面接・作業面接のコツ：身体障害

臨床での面接，動作分析から導き出す，患者の治療・支援計画

松本　琢磨　　瀬戸　初恵　　松田　哲也　　澤田　あい
神奈川県総合リハビリテーションセンター

はじめに

面接の目的は，患者のできないことやたいへんなことを知り，それらに対する治療・支援の目標や計画を立てることと考えている．一方的に質問や観察をするのではなく，会話や動作介入を行い，時間や場を共有しながら，患者と協力して「真のニーズ」をみつける姿勢が大切である[1)]．そのためには，「患者との会話だけでなく，いかに心身状況を理解して支援するか」，分析的な視点が必要となる．

加えて面接では，患者の人間性や生きざまと触れあい，治療の糸口を探りながら，患者に興味をもって接することが大切である．また作業療法評価や治療方針，支援計画を説明するには，患者・家族に対する接し方や話し方というような面接スキルは不可欠となる[2)]．このスキルに加えて，作業療法士おのおのの個性で患者と寄り添い，いきいきとした評価・治療場面をつくることは，臨床の楽しさであり醍醐味ともいえる．

今回，面接から貴重な情報をどのように収集して，最終的に治療・支援計画を立てているか，身体障害領域の患者を中心にまとめていきたい．

身体障害領域における面接

1．身体障害領域の面接とは

身体障害領域の面接には，①対象者を理解するために，患者と対面して身体状況や日常の生活状況等を聞く「評価面接」と，②患者との継続的な評価治療の中で，日常動作や課題作業を観察する「作業面接」がある[3)]．

評価面接はインテーク面接だけではなく，治療前後の確認や病棟生活や自宅への外泊状況の確認等，日々の情報収集も含まれる．また作業面接は，動作や作業の観察だけでなく，動作介助や治療的誘導を行った際の身体の感触も情報に含まれる．

すなわち「面接」とは，お互いの顔面や接触面と接しながら，患者の言葉を受け止め，表情や仕草を読み取り，心身の訴えを感じとることである．

2．面接における分析的な視点

面接から得られる情報は，会話の内容ばかりではなく，心理状況や知性等の「患者の内面」，身

振りや手振り・表情等の「非言語的なコミュニケーション情報」，その背景となる「姿勢動作の特徴」等がある．

ベテラン作業療法士は，さまざまな分析的な視点をもち合わせ，瞬時に問題をピックアップして，問題同士を関連づけて，患者の課題を明確にしていくことができる．ここでは，面接における分析的な視点をいくつか紹介していきたい．

1）コミュニケーション情報を分析する視点

コミュニケーションを行う際，人が他人から受ける情報の割合は，①顔の表情55%，②声の質（高低），大きさ，テンポ38%，③話す言葉の内容7%であり，コミュニケーションの際，信頼できる動作や行動は，①自律神経信号，②下肢信号，③体幹信号，④見分けられない手振り，⑤見分けられる手のジェスチャー，⑥表情，⑦言葉であるという[4)]．

われわれ作業療法士の面接に置き換えると，「話し言葉」はごまかすことができたり，「表情」は取り繕うことができるので信頼度は低い．そのため患者の「自律神経信号」「下肢や体幹の信号」「手振りやジェスチャー」といった信頼できる情報を，見逃さないで受け止めることが必要である．

患者は，受傷後の意識レベルの低下や精神的ショックで会話ができないばかりか，意思表示もできないこともある．また，精神的な高揚や不安状態で，多弁で脈絡がない訴えが続く場合もある．面接では患者の状況に合わせて，心身活動を活性化したり，心身の緊張をほぐすことが必要なときもある．

2）姿勢を分析する視点

面接では，時間の経過や質問内容によって，患者の姿勢は微妙に変わる．初対面の患者は，緊張して直立不動となり，徐々に慣れてリラックスしてくると自由な姿勢となりやすい．このように，われわれの姿勢には情動が表れやすく，作業療法士にとって有用な情報となりうる．

一方，特定の姿勢をとり続けると，その姿勢に応じた情動が湧いてくるという[5)]．たとえば，患者が「落胆の姿勢」や「拒絶の姿勢」で口数が少なく，否定的でネガティブな発言ばかりする場

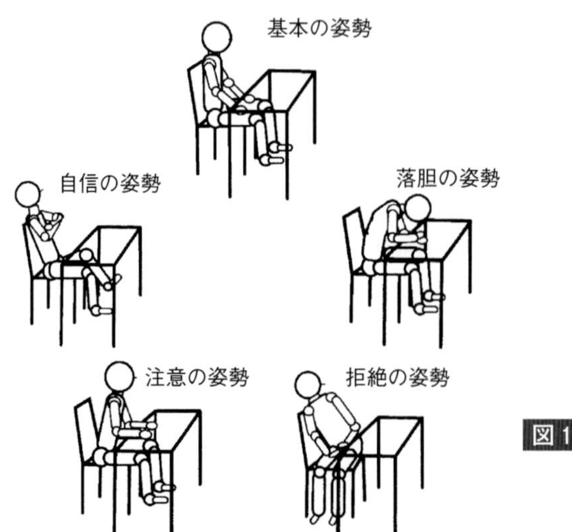

図1 姿勢による情動の変化[5)]
（視線はすべて正面向き）

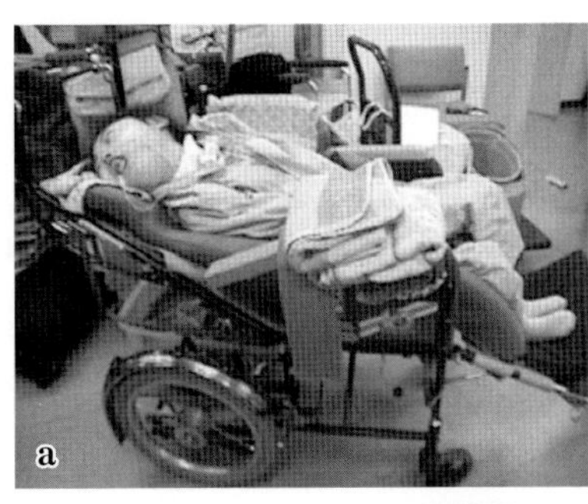

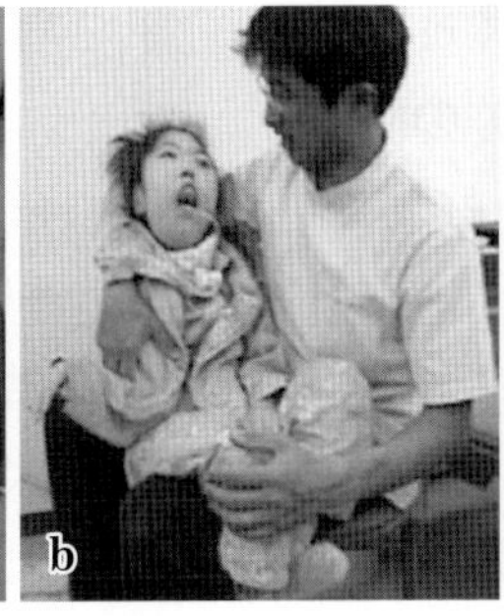

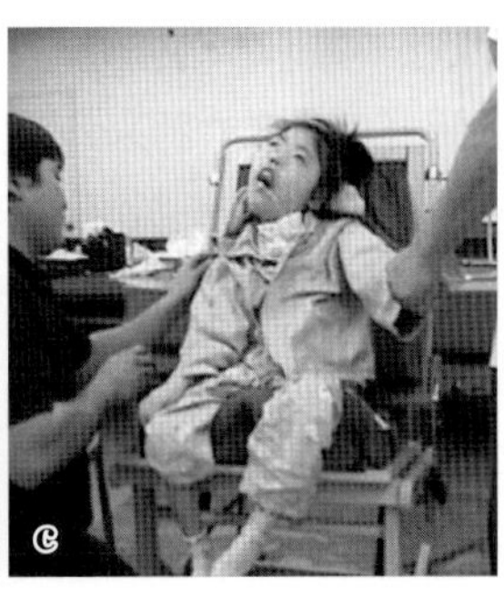

図2 姿勢とコミュニケーション行為

a：患児は車いす上の支持面にのけぞって姿勢保持をしようとしたため，頭部や眼球等が固定化されてしまい周囲への意思表示ができなかった．b：作業療法士が股関節屈曲と肩甲帯に安定性を与えることで座位姿勢が可能となり，頭部や眼球，上肢の運動性や自由度が上がり，表情が豊かになり，意思表示が可能となった．c：姿勢を再現するために座位保持装置を作製している．

合があるかもしれない（**図1**）．

しかし，それは病気や事故による精神的ショックが原因ではなく，麻痺や痛みによって特定された姿勢が原因かもしれない．われわれ作業療法士は患者の自由な姿勢を可能にし，ポジティブで元気を与えるかかわりを目指していかねばならない．

3）行為を分析する視点

面接を作業療法士と患者が行う「行為」として，環境との相互関係で捉えることが大切である．患者が話しやすい接し方，緊張をほぐす場所や物理的構造，話しやすい話題や作業課題等，さまざまな状況との相互関係を考えるとよい．

たとえば，患者にとって最も身近な環境である車いすやベッド等の支持面が，安心できると感じることができなければ，支持面を強く押したり，身体を固めてしまい，全身的に変化しない姿勢となってしまう（**図2a**）．

そのため顔面や頸部が緊張してしまい，怖い表情となったり，発声や目配せもできなくなってしまう．また手足でバランスをとろうとするので，手振りやジェスチャーというようなコミュニケーション情報も乏しくなってしまう．このように緊張状態になると，情動の変化も起こりづらくなり，コミュニケーション意欲（行為）を抑制してしまうことがある．その場合，まず先に臥位や座位環境になじんで，適応していく支援が必要なこともある（**図2b，c**）．

評価面接の実際―インテーク面接を中心に

インテーク面接を行う際，患者は自分のおかれた状況を否認したり，現実を受け入れられない場合もあるかもしれない．作業療法士はどんな場合であっても，日頃の臨床を通して患者が自分の心身状況を再統合していくことや，生活を再構築していくことからしか援助できないと感じている．

ここでは患者の手助けとなるように，主訴および一般情報の聞き方を紹介するとともに，インテーク面接の臨床的役割について述べる.

1. 主訴（ニーズや将来方向）の聞き方

患者から主訴を聞く際,「不自由なこと（手伝ってもらっていること)」「現在できていること」「もう少しでできそうなこと」を聞いている. これにより, 本人が何に自信がないか, 何の能力が足らないか知ることができる. また「現在できていること」を聞くことで, 自分の有能性を意識してもらったり,「もう少しで, できそうなこと」を聞くことで, 自分の能力をどれくらい客観的に把握しているか知ることができる. そして, これらの患者が感じる動作への主観的評価は正しいかどうか, 実際に動作を観察していく.

また患者が退院していく家屋環境や復帰する職場・学校環境等をどうしていくか,「将来や今後のこと」について聞いている. これによって, 患者自身の疾病や傷害の予後に関する知識や考え方を知ることができる.

2. 一般情報の聞き方

一般情報は, 事前に処方箋やカルテから情報を得ておき, 本人へ確認していくことで, 治療時間を有効に使える. このことは患者への興味や事前準備を示せること等, これからの治療関係を円滑に進めることに役立ち, 患者との会話の中でお互いの共通点をみつけられると, ますます親密度は上がる.

ところが患者の話に沿って聞くことなく, 治療者の話ばかりをし続けるのでは, よりよい患者・治療者関係とはいえない. 逆に, 患者に同意しているばかりでは, 話が展開しないので, 意図的に話題をガイドするような「沿いつつずらす」コミュニケーションの技法が必要である[6].

3. インテーク面接の臨床的役割

面接では, 国際生活機能分類（ICF）の概念等に沿って, 患者の心身機能・身体構造, 活動, 参加等の状況を捉えることが最終目的となる. そのためには, お互いをさらけ出し, お互いを知るために「コミュニケーション」が大切である. コミュニケーション力のある対話とは, 相手の経験世界と自分の経験世界を絡み合わせ, 1つの文脈を作り上げることで, 次の展開が生まれるという[6].

面接においても, どういう脈絡で会話が続いているかを考え, 次の展開にしっかり脈絡がつながるように意識して会話していく. お互いの思考をつなげて, ストーリーを作り上げていき, 患者のニーズを捉えていくことが大切である.

面接では, 患者の状況を計り知ることで, 共感して, 何ができるか提案して,「一緒に立ち向かう姿勢」ができることが目標となる.

作業面接の実際―動作分析を中心に

日常生活や課題作業の動作分析は, 患者がみせる動作の質を探り, 障害の理解を深める過程である. 評価・治療につながる動作分析は, 日ごろ, 無自覚に患者を理解しようとする過程を, 意図的に実施する必要がある[7,8].

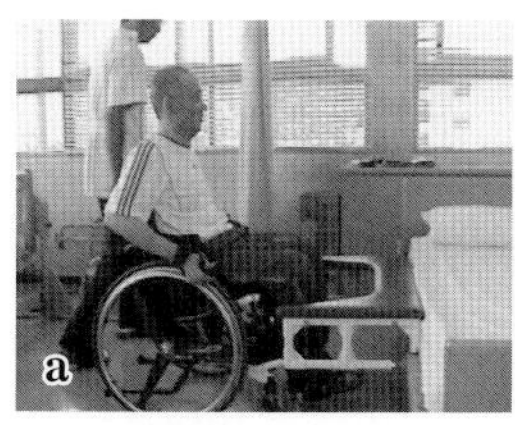

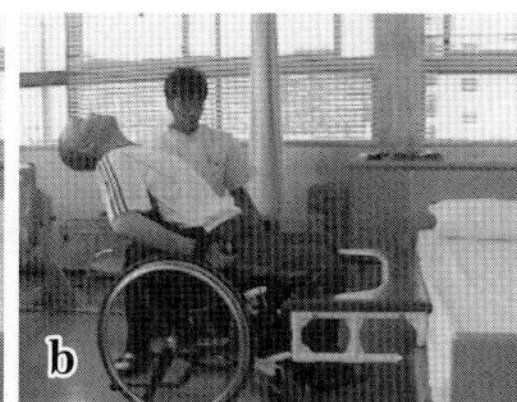

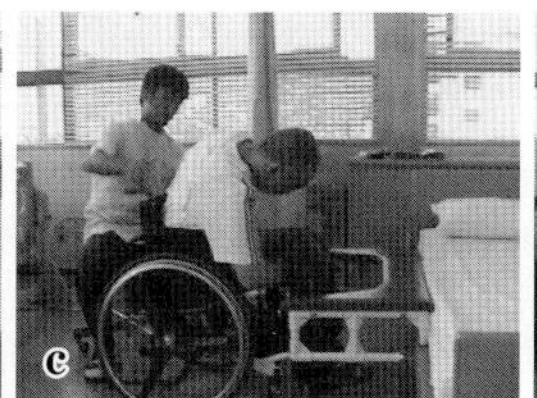

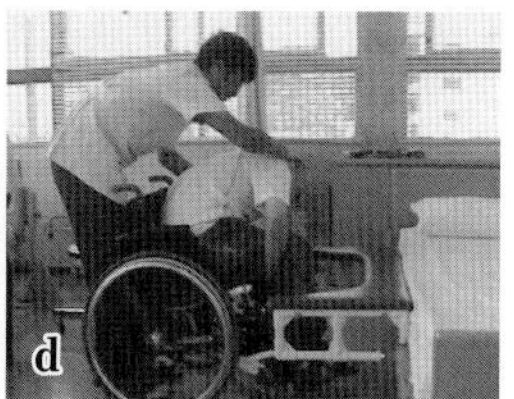

図3 頸髄損傷者の足上げ動作の観察

足上げ動作は，殿部を前にずり出したあと，体幹を前屈して，膝下に腕を引っかけて，後方に倒れることで足を上げる動作である．ベッドへの移乗や車いす上での靴・靴下着脱，ベッド上でのズボンの着脱の際に必要な基本動作である．

<見てみる>

a：患者の車いす座位は，骨盤後傾位でバックレストに寄りかかり，殿部はどっしりと安定感がある．

b：足を上げるために殿部をずらそうとするが，座席後方にはまり込んでいてたいへんそうである．

c・d：バックレストから背中を離して，膝下に腕を引っかけて足を持ち上げようとする．しかし持ち上げた足の重みに対して，車いすの手押しグリップへの上肢の引っかけを強めすぎてしまい，バランスがとれず車いす側方に倒れてしまう．

<聞いてみる>

患者は「足が重くて，持ち上がる気がしない」と言い，患者がどのように動作をすればよいかイメージがなく，作業療法士が感じたダイナミックな座位活動に不慣れな印象と一致している．

<まねてみる>

四肢体幹機能障害がある患者が，バックレストから背中を離して麻痺している下肢を持ち上げる動作は，非常にたいへんな動作である．グリップに引っかけた上肢と下肢を持ち上げた上肢が，殿部を支点としてヤジロベエのようにバランスがとれることが大切であるが，両方の上肢を引きつけすぎると身体前方の重みが増えるために前側方に倒れてしまう．

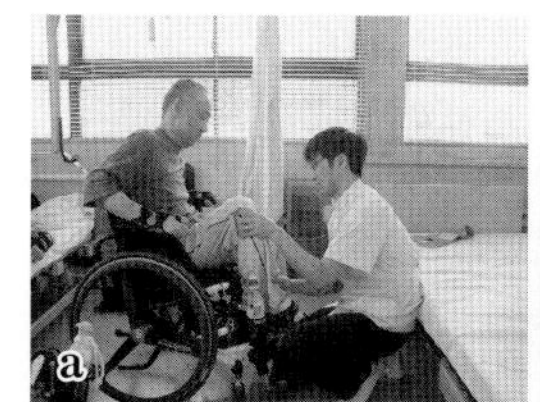

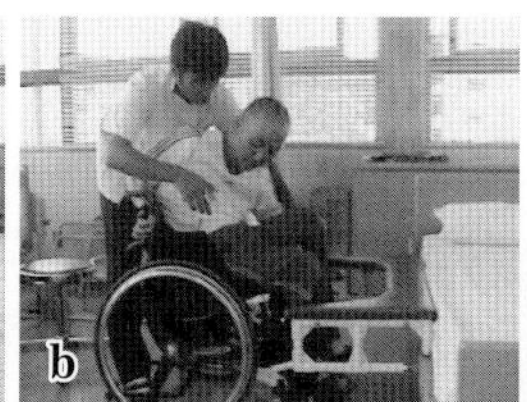

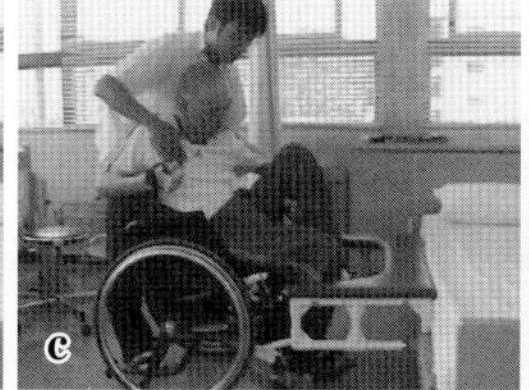

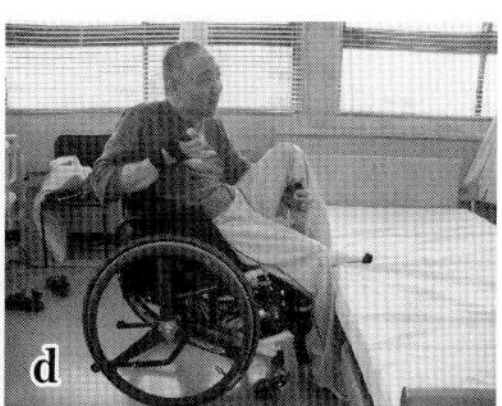

図4 頸髄損傷者の足上げ動作への介入

<触れてみる>

a：下肢を持ち上げようとすると，ハムストリングスの緊張が亢進しており，股関節屈曲方向に抵抗感がある．しかし，ゆっくりと持ち上げると，驚くほど軽く，抵抗なく持ち上げることができる．

<一緒に動いてみる>，<変えてみる>

b：ゆっくりと足を持ち上げたあと，その状態でバランスがとれるように，作業療法士の両上肢と上半身で誘導することで，微妙なバランス調整に気づいてもらう．

c：そのあと，バックレストに倒れ込むタイミングや方向を探ってみつけていくことを援助している．

d：数日後，足上げ動作が可能となり，現在はベッドへの移乗動作も行っている．

このとき「見てみる」「聞いてみる」「まねてみる」「触れてみる」「一緒に動いてみる」「変えてみる」の6つのみるは，患者を知るためのキーワードとなる．ここでは，各「～してみる」の一般的な視点と，見落としてはならない点や犯しやすい間違い等を説明して，その実際を頸髄損傷者のベッド上へ足を上げる基本動作（以下足上げ動作）を例に提示する（**図3，4**）．

1．見てみる

患者の動作を漠然と眺めるのではなく，前後，左右，遠近等さまざまな位置から，作業療法士

表1 当センター更生施設利用者（頸髄損傷事例）の支援計画パス

利用者情報		氏名：T. H　39歳　男性 受傷歴：平成X年7月第6頸髄損傷による四肢麻痺受傷（Zancolliの分類：C6B2レベル），平成X+ ニーズ：「身の回りのことが少しでも多くできるようになりたい」「仕事に戻れるなら戻りたい」		
入所期間 おおむね1年		入所日〜2カ月	〜4カ月	〜6カ月
本人目標		施設生活に慣れる	身の回りのことができる	安全にベッドへの移乗ができる
施設目標		生活環境を整備する 介助方法を確認する 各部署で能力評価を行う	身の回り動作を獲得する 体力向上を目指す	身の回り動作を生活に定着させる
各担当スタッフの具体的な支援計画	生活支援員	生活環境の整備 介助方法の確認	セルフケア自立に向けた環境整備	移乗自立に向けた環境整備
	ケース ワーカー	家族，住宅環境等の調査		障害程度区分の認定手続き 障害基礎年金の申請手続き
	日中訓練 担当	所内訓練の参加・検討	自主トレグループ	自主トレグループ 生活学習グループ
	作業療法士	身体機能・動作能力の評価治療	車いす・床上動作の自立チャレンジ（更衣，寝返り・起き上がり，足上げ，床上移動）	移乗動作の自立チャレンジ（ベッド前方移乗，靴・靴下の着脱）
	理学療法士	評価実施 運動量の拡大	前方移乗の準備 足上げ，床上移動 座位バランス強化	前方移乗の自立強化 外出用電動車いすの試用・検討
	体育指導員	屋内での車いす基本操作習得 基礎体力向上	屋外での車いす基本操作習得 運動場面でのバランス向上 上肢筋力強化	屋外およびスロープ走行 運動場面でのバランス強化 上肢筋力強化
	職業指導員	就労に向けた作業能力評価	就業生活のイメージ形成 パソコン（PC）の基本操作習得	障害者雇用を知る PCソフト（ワード基礎）習熟
支援内容				

自身が積極的に見ようとすることが必要である．作業療法士は患者のおかれている環境も捉えたうえで，まず自然な姿勢や動作を観察する．

局所に捉われずに，全体的な動作に「重そう」「つらそう」「動きにくそう」等，イメージや印象をもてるように見てみることは大切である．

そして，なぜそう感じたか考えることが次の視点に導いてくれる．「姿勢は安定しているか」「どのように動作しようとしたか」「どこをよく使っていて，どこが使えていないか」「どのように道具や対象物とやりとりをしているか」等，観察しながら分析していく．

2．聞いてみる

行った動作に対して「楽だな」「怖い」等，患者自身がどのように感じているか感想を聞いてみ

1年8月～当センター更生施設入所中		
～8カ月	～10カ月	～12カ月退所
在宅生活の拠点を決める	在宅生活のイメージを作る	在宅生活に慣れる
家屋環境の検討・整備を始める 家族指導・外泊を始める 公共交通機関やボランティア利用を始める	在宅生活に必要な社会資源検討 応用動作にチャレンジする	在宅での生活動作と介助点の確認 長期外泊で問題点抽出と再検討 地域ケア体制への引き継ぎ 社会参加（就労）の方向性決定
自宅環境の整備調整 電車バスでの外出経験と課題整理	家族介助指導 介助負担軽減の方策検討 在宅生活サービスの調整	地域福祉サービスにケアを引き継ぐ 退所後の生活フォロー準備
自宅環境の整備準備 制度活用のための連絡調整	在宅福祉サービスの活用検討 サービス提供事業所の選択等	自宅復帰に向けて必要な物品，用具類入手の手続き
自主トレグループ 就労準備グループ	自動車運転免許証の更新検討	自動車学校での路上訓練検討
移乗動作のバリエーション獲得（ベッド側方移乗）	応用動作の自立チャレンジ（自動車，トイレ，入浴）	自宅環境での生活動作チェック
側方移乗の練習	車載用車いすの作製検討	自宅環境での移動動作チェック
車いす応用操作完成 スポーツ大会に向けて耐久性強化	スポーツ大会参加（陸上・卓球）	体力の維持・増強，体調管理指導
PCソフト（エクセル基礎）習熟 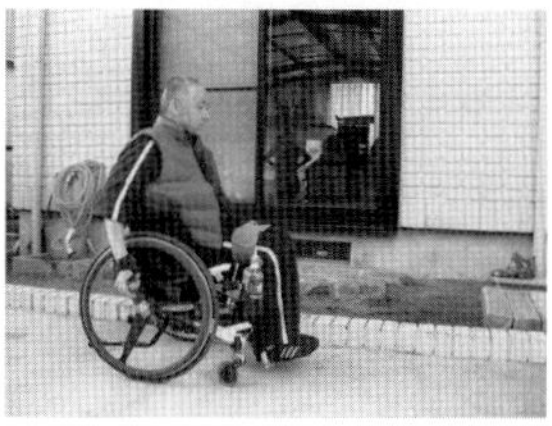	PCソフト応用・資格取得 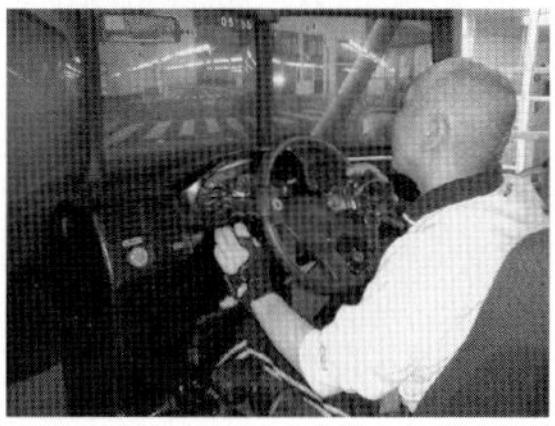	就労形態の決定・準備 模擬職場への参加 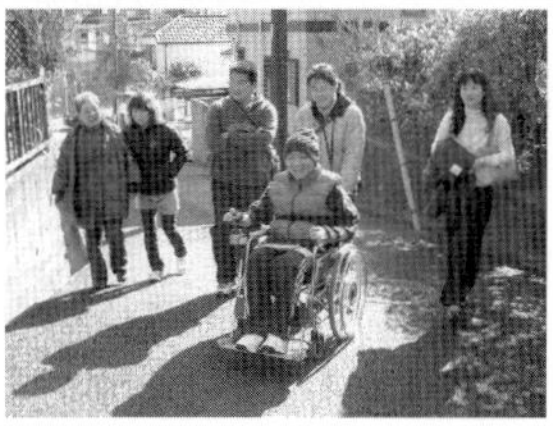

る．患者の動作に対する自己認識の程度や，作業療法士が感じた印象とのギャップや共感できることを確認することができる．

また動作に伴う掛け声や叫び声，息づかい（呼吸），ベッド柵等の対象物や道具を扱う音，動作時の足音等，その音量やリズム，タイミングから患者の動作の特徴や手がかりを知る材料となる．

また患者が気づいていないことを作業療法士が意図的に聞くことで，患者自身の意識にのぼらせることも可能となり，治療経過や効果を確認していくことができる．

3．まねてみる

患者の動作の特徴や手がかりをつかむとき，作業療法士自身の身体運動として感覚的に捉えるためにまねてみる．その際，骨関節のアライメントや支持面の大きさ，重心の位置，バランスのとり方と，それらの変化等を作業療法士自身の身体で測るようにする．

加えて，動作の勢いや固定的な姿勢や努力的な緊張等，患者の動きの手がかりとなる感覚を探ってまねてみる．観察した以上につらさやたいへんさを感じることができ，気持ちや情動を共感することができる．このような動きの質を探る過程は，患者を理解するうえで非常に大切である．

4．触れてみる

患者の身体に触れて（動かして）みることで，各身体分節のつながりや筋緊張の程度を確認することができる．患者の身体に触れる際，作業療法士の手が力んだり，患者の反応を待てなかったり，一緒に動けていない等，患者にとって侵略的で不快なかかわりであると，患者の緊張は上がり，拒否的な反応となってしまうことがある．

また，触れている患者の身体部位ばかりに気をとられてしまうと，全身の動きを捉えられなくなる．作業療法士は上肢を操作しながら，患者の全身を感じられる技術を磨くことや，作業療法士の全身を使って患者に触れながら，運動の拡がりや緊張の変化を感じることが大切である．

5．一緒に動いてみる

作業療法士は患者の身体に軽く触れながら寄り添い，患者の動きを邪魔しないように一緒に動いてみる．患者の動きに合わせて変化できる作業療法士のポジショニングと身のこなし方がポイントである．

作業療法士が患者の動きを極度に視覚的に確認しようとしたり，患者の動きに追従して動けないと，患者の動作を阻害してしまうので注意する．患者の動作に対する構えや姿勢，筋緊張の変化，動作の方向や勢い，タイミング等を，一緒に動く中で感じとることが大切である．

6．変えてみる

一緒に動いてみる中で，運動の拡がりが止まったり，動作が不安定になるところを変えてみる．作業療法士が動作の方向や勢い，タイミング等を変化させて徒手的に誘導してみたり，姿勢やバランスが崩れないように支えられるように援助してみて，どのように患者自身が気づき，動作に取り入れてくるか見てみる．

また，今までできているやり方や，動きやすい身体部位を邪魔してみて，新たな動きやほかの身体部位での動きで，探索活動が可能か確認してみることもある．加えて，作業療法士の徒手的な誘導で動作の難易度を変化させたり，手すりやテーブルで動きやすい環境を準備することも，患者が変化できる能力を知るうえで貴重な情報となる．

面接に基づく作業療法の展開

面接を通して，対象者の「こうなりたい」とか「ここが困っている」というニーズと，対象者が望む動作や生活の実現に向けて必要となる真のニーズを調和させ，対象者にとって達成しやすい目標と見通しがある計画を立てる必要がある．

当センターでは，医療と福祉が連携したリハサービスや生活支援，外出支援，在宅支援等，地域生活に向けた総合的なサービスを提供している．

近年，制定施行された自立支援法では，個別支援計画の作成とその中間評価および修正が重要視されているため，当センター更生施設でも個別支援計画書やパスの作成が進められている（**表1**）.

面接結果から患者・家族の将来的な目標が明確となったら，入所期間を有効に過ごせるように，各担当スタッフは支援計画を立てる．そして，この支援計画をもとに患者・家族と支援チームは協働して，目標の達成を目指すこととなる．

患者・家族と「この計画でよいか」話し合う過程が非常に大切であり，主体性をもって支援計画に参加してくれるように促している．また支援計画の経過が順調に進んでいるか定期的な確認を行い，必要があれば修正していくことで，円滑なサービスを提供していきたいと考えている．

おわりに

畠山[9]は，重度障害者の支援者に求められることとして，①対象者の全体像を捉える「観察者」の視点，②対象者と向かい合い，目線を合わせ耳を傾ける「対話者」の視点，③対象者の世界を支援者自身の中で捉える「共感者」の視点，という3つの視点が大切であると述べている（**図5**）.

作業療法士が行う面接や評価・治療における態度はまさに同じであり，この3つの視点（視界）のモードを切り替えて「治療者」として責任を担っている．作業療法士は患者に起こっている状

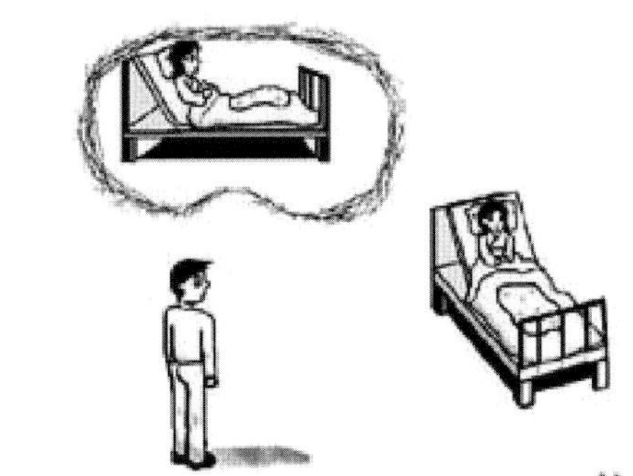

①「観察者」の視点

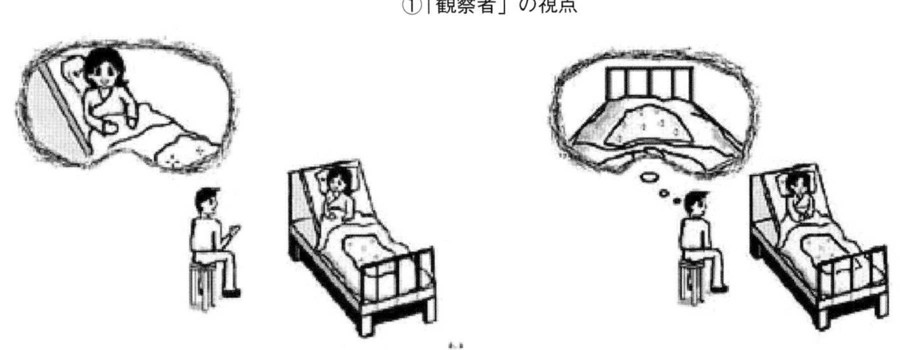

②「対話者」の視点　　③「共感者」の視点

図5 対象者を捉える視点（文献9より引用〔イラスト：粟野あゆみ〕）

況を理解して，患者のからだとことばの訴えを，見て，聞いて，触れて，感じとる「感受性」を磨く必要があると感じている．

面接で感じとったニーズに応えようとすることは，患者の適応能力を高めることと，作業療法士の治療技術を高めることにつながる．患者から多くの相談をもちかけられる頼れる治療者になるために，われわれ作業療法士は日々精進しなければならない．作業療法士の会話や態度，情動も，患者・家族から注意深くみられ，治療者としての技量を面接されていることを忘れてはならない．

文　献

1）小林正義：作業面接のコツ．OT ジャーナル　**42**：143-147，2008
2）澤　俊二：人と接するための心得．澤　俊二，他（編）：コミュニケーションスキルの磨き方．医歯薬出版，pp2-15，2007
3）香山明美：作業療法士にとっての面接．OT ジャーナル　**42**：71-76，2008
4）竹内一郎：人は見た目が 9 割．新潮新書，2005
5）菅村玄二，他：姿勢．春木　豊（編）：身体心理学．川島書店，pp91-136，2002
6）齋藤　孝：コミュニケーション力．岩波新書，2004
7）松本琢磨，他：臨床動作分析とその適応—身体障害領域での実際．OT ジャーナル　**38**：977-984，2004
8）竹中弘行：動作パターンに隠れているものを探る—臨床動作分析の方法．丸山仁司，他（編）：考える理学療法—評価から治療手技の選択（中枢神経疾患編）．文光堂，pp156-168，2006
9）畠山卓朗：自立支援のためのテクノロジー活用と今後の課題．Quality Nursing　**9**：10-15，2003

8

質問紙を用いた面接のコツ①

精神障害者ケアアセスメントの利用法

酒井　道代
宮城県立精神医療センター

はじめに

対象者はどんな希望をもって，日々の生活を送っているのか？　対象者を取り巻く支援者たちの中で作業療法士としての役割は何か？　われわれは「この人に何をしてあげたらいいんだろう……」「何を求めているんだろう……」と悩んでは，毎日の業務に追われ，流されていないか？今回は，そんな状況に役立つ「精神障害者ケアアセスメントの利用法」について述べる.

精神障害者ケアアセスメントとは

障害者ケアマネジメントとは，厚生労働省の障害者ケアガイドライン[1]に「障害者の地域における生活を支援するために，ケアマネジメントを希望する者の意向も踏まえ，福祉・保健・医療・教育・就労等の幅広いニーズと地域のさまざまな社会資源の間に立って，複数のサービスを適切に結びつけて調整を図るとともに，総合的かつ継続的なサービスの供給を確保し，さらには社会資源の改善および開発を推進する援助方法である」とある.

このことを踏まえ，対象者のこれからの希望を実現するために，現在の日常生活の状況を確認しながら，より具体的な支援目標と支援内容について対象者と支援者が一緒に考えていくためのツールが「精神障害者ケアアセスメント」である.

そこでここでは『日本作業療法士協会版（第3版）精神障害者ケアアセスメント』[2]〔**巻末資料4**（145〜150頁）参照〕を紹介する．その特徴としては，厚生労働省版『精神障害者ケアアセスメント』と比較し，より簡便に短時間で実施することができ，全体像も捉えやすいため，臨床の現場でわれわれが実施する際にも使いやすく，対象者にもあまり負担をかけることなく使用できることである.

目的は，①対象者と相談しながら，検討することができる，②検討を通して，対象者が自分の状態に気づくことができる，③対象者が，どういうサービスを受けたらいいか，支援者と共通認識をもてることである[2].

精神障害者ケアアセスメントを用いた面接のコツ

1．導入

ケアマネジメントは，インフォームド・コンセント（説明と同意）が基盤であるので，対象者にはケアマネジメントの説明をしっかり行い，同意を得てから実施する．このシステムは「対象者が地域で自分らしい生活を送るために，対象者の目標に沿った支援を一緒に考えていくものであること」を伝えることが重要である．対象者自身から相談してくる場合と支援者側でケアマネジメントが有効であると判断し勧める場合とがあり，医療現場では後者の場合が多いかもしれない．その場合も，支援者側の対象者に対する思いをきちんと伝え，同意を得てから開始する．

2．環境設定

ケースによっては相談者（対象者，家族）と面接者のほかに支援者が複数入って行うこともある．この場合，面接は面接者（ケアマネジャー役）が中心に行い，ほかの支援者は必要なときに発言するようにする．

たとえば，入院中の対象者の場合，対象者と面接者（作業療法士等）のほかに，担当看護師が入ることで，対象者の緊張感を和らげたり，より具体的に対象者の生活の様子がわかったり，対象者の思いを支援者たちと共有しやすく，多職種連携がスムーズに図れる等のメリットがある．面接は短時間で実施できるというものの，個人差もあるので，1回で終わらせようとはせず，その対象者の状況に合わせて数回に分けて行ってもよい．

3．相談表の記入

相談表を記入することにより，対象者の現在の生活状況や家族歴，生活歴等の基本的情報がわかりやすく整理できる．以下に，相談表の質問例・質問や記入のポイントを簡単に示す．

a）同居者について：「どういうときにうまくいっていない（いる）と感じますか？」等，具体的にどこがうまくいっていて，どのへんがうまくいっていないのか尋ねることで家族状況がみえる．

b）診断名について：診断名を聞くだけでなく，「先生からはどんな病気だと説明されていますか？」「自分ではどのような病気だと考えていますか？」等，対象者自身の病気に対する思い（理解）も聞けるように質問していく．

c）家族歴・生活歴について：対象者が見ていて，わかりやすいように記入する．たとえば家族歴を記入する場合にジェノグラム（○□等）を使用するときは，「これ（○）はお母さんです」等，説明を加えながら記入する．

家族状況を確認し，対象者自身のこれまでの人生を振り返ることで，対象者が自分自身や自分を取り巻く環境を知る機会となり，これまでのエピソードを客観的に整理する機会にもなるので，治療上も大切な作業となり得る．

d）希望について：近い将来，遠い将来も含めての対象者自身の希望（夢）を聞くことが大切で，それに向けての心配や不安も確認しておくとケアプラン作成時に役立つ．

4．ケアアセスメント

アセスメント表を使用しながら，現在の生活上の能力をていねいに把握していく．対象者が入院中の場合は入院前や退院後に予測される生活を確認しながら進める．一つひとつの項目について，具体的にわかりやすく質問していきながら，5段階で評価する（判断基準については，アセスメント実施前に精神障害者ケアアセスメントマニュアル[2)]を一読しておくとよい）．また，アセスメント時に表現された対象者の思いは，そのままの言葉でメモし，対象者と共有することも大切である．

アセスメントを行っていくと，対象者自身の自己評価もみえてくる．面接者が対象者の能力をある程度評価できているのであれば，過度に自己評価が低い（高い）場合，面接者の評価も伝えながら客観化できているかどうかをみるが，ここではあくまで対象者の思いに沿うかたちで，面接者の評価に無理に合わせる必要はない．面接者は，アセスメントの結果の客観性も踏まえ，総合的に評価していくことも大切である．以下に，アセスメント表の質問例・質問のポイントを簡単に示す．

a）**食事**：栄養面の確認も必要なので「三食きちんと食べていますか？」と質問するだけでなく，「どんな食事をとっていますか？」と具体的に答えられるように尋ねる．

b）**生活リズム**：具体的に，起床時間・就床時間・日中の過ごし方等，確認していく．

c）**悪化時の兆候**：「自分の調子が悪くなりそうなときは，どんな感じですか？」と悪化時のサインに気づいているかどうか，そのサインはどういうものなのかを確認する．

d）**ストレスへの対応**：ストレスという言葉が通じにくいこともあるので，「困るときはどんなときですか？」「嫌だなあと思うときはどんなときですか？」等と言い換えたり，「そんなときのストレス解消法はありますか？」等と対象者がストレスとどう付き合っているかを確認する．

e）**話し相手**：「気楽に話ができる人はいますか？」「具体的に誰か教えてもらってもいいですか？」等，対象者が一番話しやすい相手を確認する．

f）**集団内行動**：「作業所では安心してみんなと過ごすことができていますか？」「どんな状況が苦手ですか？」等，対象者の生活に合わせながら質問する．

g）**社会参加の制約になること**：「生活していて特に守らなければいけないマナーやルール，たとえば喫煙場所を守る，お酒を飲んではいけない等，周りから約束するよう言われていることはありますか？」等と例を挙げて質問すると，対象者にもわかりやすい．

h）**働くこと**：働くことを希望する対象者には，「病気について，会社に知らせて働きたいですか？」「職業訓練や就労に関する制度について知っていますか？」等，希望する就労形態や就労に対する考え，就労に関して知っている情報も確認し，情報提供も行い，必要に応じて就労支援にもつなげていく．

5．ケアプラン表の記入，ケアパッケージの作成〔巻末資料4（149～150頁）参照〕

ケアプラン表を記入し，ケア必要度得点が3点以下であれば，その領域に対する支援が必要と判断され，優先順位は得点の低い順からなる（しかし，実際は3点以下の結果はあまり出ないことが多いので，得点の低いものをみていくことでよいと思われる）．

また，細項目でみると，それ以外にも支援が必要と思われる項目がある場合がある．その際は，支援者側の考えについて，アセスメント表を見ながら対象者に説明し，対象者も必要と思う支援についてはケアパッケージを作成していく．

対象者が必要と感じない支援については，無理に勧めず，支援者としてその状況を念頭におきつつ，合意を得た支援を行っていく中で，新たな支援の必要に応じて，対象者とともに新しいケアパッケージの作成を行っていく．

ケアパッケージの作成ができたら，見直し時期についても対象者と確認し，再アセスメントしていく．そのときは，その期間に頑張れたこと，できたことを対象者と支援者側で共有し，次の力につなげていくことが大切であり，また，新しい課題に対して一緒に考えていく中で，対象者自身の気づきになることも重要である．

宮城県立精神医療センターにおける精神障害者ケアアセスメントの利用法

宮城県立精神医療センターでは，入院中の対象者の退院に向けての退院支援プログラム（退院準備グループ）導入時に，精神障害者ケアアセスメント（日本作業療法士協会版）[2]を利用している．今回はその退院準備グループの中での精神障害者ケアアセスメントの利用法と，そこでかかわった一事例について紹介する．

退院準備グループは，退院後の生活に向けた準備として，病気や薬の管理，利用できる社会資源，日常生活や仕事のこと等，ほかのメンバーとの話し合いを通じ，個人の具体的な課題の解決を図ることを目的に実施している．スタッフは作業療法士，病棟看護師，必要に応じて精神保健福祉士，管理栄養士，医師，薬剤師と多職種が連携して行っている．

退院準備グループへの参加同意を得られた対象者に対し，個別担当の作業療法士と担当看護師で精神障害者ケアアセスメントを実施し，退院に向けて実施する入院中のケアパッケージを作成する．その内容は看護計画ともリンクし，各支援機関（各職種の役割分担，退院準備グループの役割等）も明確にする．

また，この内容は対象者から同意を得たうえで，個別のケア会議にも活用していきながら，多職種が連携した支援体制を組んでいる．なお，退院準備グループで取り上げているテーマは，ケアアセスメントで得られた結果から，メンバー間で共通した内容（ニーズ）を優先して実施している．

Aさん．40代女性，統合失調症

1）生活歴・現病歴

高校卒業後，製造業の工場やスーパーのレジ係等の仕事をしていたが，20代になり発症．被害妄想が強く，幻聴が活発となり入院．退院後，両親と自宅にて生活し，近くの作業所に通っていたがなじめず，自室で過ごすことが多くなる．今回，父親が亡くなり，被害妄想が強まり，母親への暴力行為も出現し，再入院となる．

2）家族状況

父親が亡くなり，母親との二人暮らしとなる．母親はAさんから暴力を受けたことで，自宅退院には拒否的である．

3）第1回アセスメント

病状も落ち着き，本人から退院希望も聞かれるようになったことから，退院準備グループのメンバーとなる．ケアアセスメントを実施するが，漠然とした不安が強く，アセスメント中も話が大きくずれてしまうため，1回30分と時間を決め，日をあらためながらのアセスメントを実施（結果，アセスメント終了まで5回かかる）．そこで実際のやりとりの中でポイントとなった点を以下に示す．

［同居者について］

OT：（同居している）お母さんとはうまくいっていますか？

Aさん：はい

OT：どんなところが「うまくいってるなぁ」と感じますか？

Aさん：病院にいる間はけんかにならないから……．これからは怒んないようにしたい……．

OT：家にいるときはけんかしてた？

Aさん：いろいろお母さんがうるさく言うから，イライラして……．

OT：お母さんは，どんなことについてうるさく言うんですか？

Aさん：部屋にいると「洗濯物片づけなさい」「掃除機かけなさい」ってうるさいの．

OT：それは自分でできそうなこと？

Aさん：できるときもあるけど，疲れてててできないときもある．

OT：そういうときもあるよね．お母さんにそのことを伝えたことはありますか？

Aさん：いっつもけんかになっちゃうから……．今（入院中）は時々しか会わないし，お母さんもやさしいからけんかはしないけど……．

ここでは，家族との関係性を具体的に確認することで「入院中はうまくいっているが，家ではけんかしていた」「お互い本当の気持ちを伝える機会がなかった」ということがわかり，Aさんと母親との距離のとり方にも課題がありそうだと推測できた．

［希望について］

OT：これからの生活で“こうなりたいなぁ”“こんなことしてみたいなぁ”ということはありますか？

Aさん：早く退院したい．

OT：退院後の生活で希望はありますか？

Aさん：家に退院したいけど，家だとお母さんとけんかばかりしちゃう．早く退院したいけど，どこに退院したらいいかわからない……．

OT：退院先に家以外の場所も考えてるの？

Aさん：お母さんはグループホームって言うけど，どんな所かわからない．

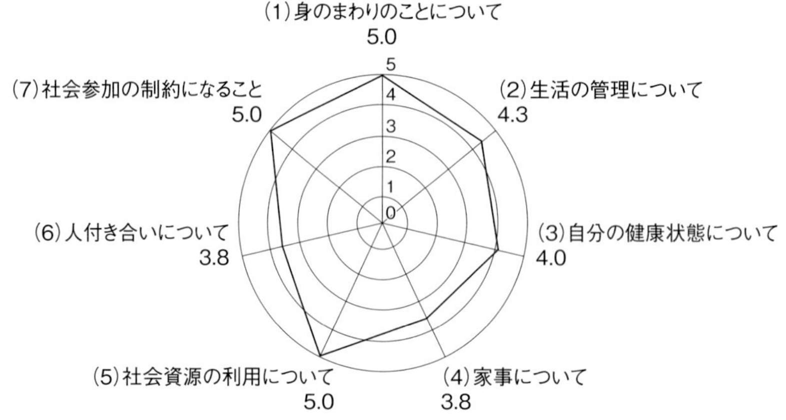

図1 第1回ケアアセスメントケア必要度得点グラフ

表1 第1回アセスメントでのケアパッケージ

パッケージの実施内容　×/○/○　No.

優先順位	目　標	内　容	支援機関	頻　度	期　間	備考(環境・調整等)
1	これからの生活の場について考える	家族も入れて話し合いをもつ(ケア会議)	医師，看護師，精神保健福祉士，作業療法士		今月中	
2	〃	グループホームの見学を通して生活の場について考える	退院準備グループ精神保健福祉士，看護師，作業療法士	○月×日他		
3	自分の気持ちを表現できる場をもとう	個人作業療法で定期的にお話しする時間をもつ	作業療法士，看護師	1回/週		担当看護師が入れるときは一緒に入ってもらう
4	少しずつ調理ができるようになる	調理グループに参加する	作業療法士	1回/週		
5	病気について知る	病気について学ぶ	退院準備グループ	1回/週		

ケアパッケージの見直し時期：×年△月○日（3カ月後）

本人の希望を尋ねると，今の自分の要望（自宅退院）と母親を思う気持ち（母親と仲良くしたい）との間でまだ気持ちが定まらず揺れ動いている状態であることがわかり，「Aさんとお母さんにとって一番良い生活のかたちはどういうものか」ということが一番大きな課題であることがわかった.

そのほか，アセスメントの中からいくつかの課題が挙がり，それに対するケアパッケージを作成した（**図1・表1**）．調理に関してAさんは「何もできない」と話したが，面接者の評価は「自信がない」のではないかと思われたため，実際の調理活動を通して確認してみることにした．また，この結果を今後のケア会議で活用させてもらうことを本人に了解してもらった.

4）支援経過①（図2）

個人作業療法の中で，Aさんの「これからの生活の場をどこにするか」ということで揺れる思

X 年 10 月	X+1 年 1 月	X+1 年 5 月	X+1 年 11 月 退院
第 1 回アセスメント (5 回/3 週)	第 2 回アセスメント (1 回)		第 3 回アセスメント (1 回)
ケア会議 第 1 回目			第 2 回目
グループホーム・作業所見学，体験，外泊	母と見学	作業所体験（1 回/月，6 カ月間）	体験外泊（2 泊 3 日）
作業療法プログラム（個人作業療法・退院準備グループ・調理グループ　おのおの 1 回/週，1 年間）			

図 2 A さんの支援経過

いを傾聴していくことを軸として，ほかの活動を展開．退院準備グループでは，病気やストレス等をテーマに行い，少しずつ自分の体験を語ったり，ほかのメンバーの体験に共感したりしながらの学習を積み重ねていった．また施設（精神障害者共同住居）見学にも参加し，身近な社会資源も自分の目で見て情報を得ていった．調理グループでは，実際に調理してみると技術的には問題ないことがわかり，A さん自身も自分でもできることを実感していった．

A さん，母親と院内スタッフにおける第 1 回目のケア会議では，アセスメントの結果とその経過を報告．母親からは「自分が亡くなったときのことを考えると，自分が元気なうちに自立してもらいたい」という娘に対する本当の思いが確認できた．

このことを機に，A さんも自立に向けて前向きに考えるようになった．そこで A さん，母親とともにグループホームの見学へ行き，気に入ったグループホーム（作業所が隣接）がみつかり，そこへの入居を目標とすることになる．

5）第 2 回アセスメント（第 1 回アセスメント終了後から 3 カ月後）

本人の希望は「グループホームに入って，作業所に行けたらよい．みんなと輪をつくれたらいいな」という具体的なものに変化し，揺れ動いていた気持ちは定まりつつあった．漠然とした不安も軽減し，アセスメントもスムーズに進み，1 回で取り終えることができた．

アセスメントの結果は「病気について，よく勉強した」「イライラしたら，気分転換もできるようになった」と“自分の健康状態について”は 1 ポイント，「調理をしてみたら思ったよりできた」と“家事について”も 0.7 ポイント，「病院スタッフにも気楽に話せる」と“人付き合いについて”も 0.7 ポイント改善した．“社会資源の利用について”は「新しい地域で役所等を使えるか心配」と退院後のより具体的な課題がみえてきたことで 0.7 ポイント下がった（**図 3**）．今後の目標は「グループホーム，作業所のスタッフに慣れる」「新しい役所で手続きができるようになる」ことを挙げ，ケアパッケージを作成した（**表 2**）．

6）支援経過②（図 2）

個人作業療法，退院準備グループ，調理グループを継続しながら，1 カ月に 1 回，担当精神保健福祉士とともに退院先となるグループホームと通所予定の作業所の見学・参加を実施し，少しずつスタッフやメンバーと顔なじみとなっていった．しかし新しい環境に慣れていくことは想像以上にゆっくり十分な時間を必要とし，体験外泊に至るまでに当初 3 カ月を予測していたが，実際

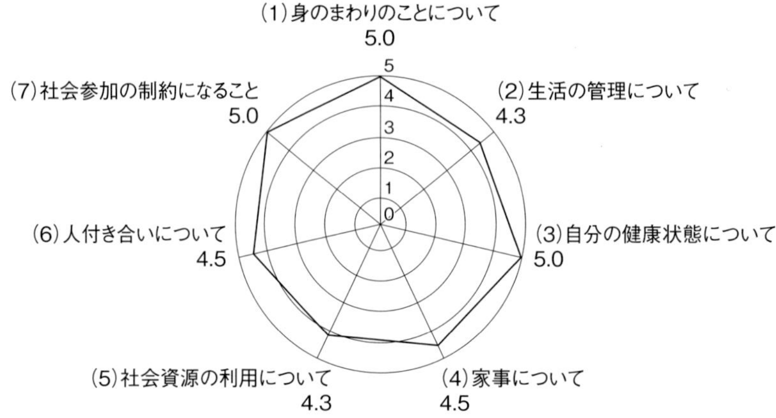

図3 第2回ケアアセスメントケア必要度得点グラフ

表2 第2回アセスメントでのケアパッケージ

パッケージの実施内容　×/△/○　No.

優先順位	目標	内容	支援機関	頻度	期間	備考(環境・調整等)
1	グループホーム，作業所のスタッフに慣れる	グループホーム，作業所の見学・参加を定期的に行う	精神保健福祉士	1回/月	3カ月	
2	新しい役所で手続きができるようになる	退院後の生活の心配事について話し合う（ケア会議）	医師，看護師，精神保健福祉士，作業療法士，グループホーム・作業所スタッフ，家族		来月中	

ケアパッケージの見直し時期：×年□月△日（3カ月後）

は半年ほどの時間がかかった．その不安と期待で揺れる思いを個人作業療法の時間に確認しながら，グループホームの体験外泊を設定，無事終了した．目標の一つであった「新しい役所で手続きができるようになる」ことは，「グループホーム，作業所に慣れること」を優先し，支援内容であったケア会議の実施は延期とした．

7）第3回アセスメント（第2回アセスメント終了後から6カ月後）

本人の希望は「グループホームや作業所通所の生活を楽しんで送りたい」という前向きなものであった．アセスメントの結果においては点数的な変化はなかったが（**図4**），作業所から病院までの行き来に電車やバスを利用し少し自信がついたこと，作業所体験や体験外泊ができたことで，新しい環境での生活に期待を感じていることなど気持ちのうえでの変化が確認できた．今後の目標は「グループホーム，作業所の生活に慣れる」「新しい役所で手続きができるようになる（前回からの継続）」とし，ケアパッケージを作成した（**表3**）．

8）支援経過③（図2）

個人作業療法，退院準備グループ，調理グループ，作業所体験を継続．個人作業療法では作業所での楽しかったことが話され，退院準備グループの中では，他のメンバーの疑問に答え，グルー

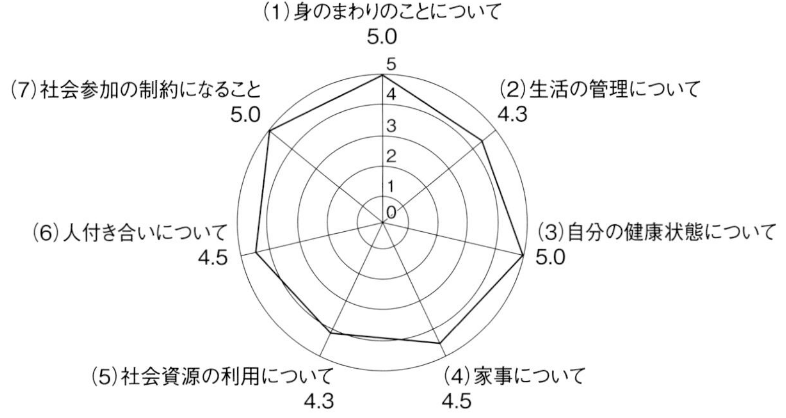

図4 第3回ケアアセスメントケア必要度得点グラフ

表3 第3回アセスメントでのケアパッケージ　　×/□/○　No.

優先順位	目　標	内　容	支援機関	頻　度	期　間	備考(環境・調整等)
1	グループホーム・作業所の生活に慣れる	困ったことは世話人さんに相談する	世話人	随時		
		病院からの訪問看護を受ける	担当看護師・精神保健福祉士・作業療法士・訪問看護師	1回/2週	3カ月	
2	新しい役所で手続きができるようになる	退院後の生活の心配について話し合う(ケア会議)	医師・看護師・精神保健福祉士・作業療法士・世話人・作業所スタッフ・家族	必要時	今月中	

ケアパッケージの見直し時期：△年○月×日（3カ月後）

プホームの様子や作業所体験について話す場面がみられた．

Aさん，母親，世話人，作業所スタッフと院内スタッフにおける第2回目のケア会議を実施．第3回アセスメントでのケアパッケージをもとに支援内容を検討した．新しい役所での手続きについては，退院後，世話人が一緒について支援してくれることとなった．また，新しい環境に慣れるまでの3カ月間は，担当看護師・精神保健福祉士・作業療法士が交代で訪問し，その後は訪問看護師の継続した訪問を導入していくこととなった．さらに3カ月後，外来にてケア会議を実施し，退院後の生活と支援体制の確認を行うこととなり，退院となった．

おわりに

筆者自身，上記の事例を通して感じたことは，対象者のそのときそのときの思いに寄り添い，支援していくことの大切さである．その思いの確認，共有に，この精神障害者ケアアセスメントは有効であり，対象者・支援者が共に気づかなかった対象者の能力や課題の発見，気づきにもつながっていく．また，それを再アセスメントし，できること，頑張ったことを確認することは，対象者だけでなく，支援者たちも元気になれる．

退院したこれからは，A さんを中心に，地域スタッフがケアマネジャー役となり，われわれ病院スタッフも一緒に支援を継続していくことで，A さんとともに支援者たちも元気になれる，そんなかかわりができればと思う．

みなさんも，日々の臨床に迷ったときは，ぜひこのツールを活用して，対象者にしっかりと向き合い，寄り添いながら，日々の作業療法の実践に役立ててほしいと思う．

文　献

1) 厚生労働省社会・援護局障害保健福祉部：障害者ケアガイドライン．2002（URL：http://www.mhlw.go.jp/topics/2002/03/tp0331-1.html）

2) 社団法人日本作業療法士協会：日本作業療法士協会版─精神障害者ケアアセスメントマニュアル，第3版

9

質問紙を用いた面接のコツ②

主観的体験の理解

小林　正義　信州大学医学部保健学科
福島佐千恵　信州大学医学部保健学科
村田　早苗　安曇総合病院精神科

はじめに

作業療法では，対象者の状態像や生活の状況を把握したり，作業療法の介入成果を測定したりするためにさまざまな質問紙が利用される[1)]．質問紙で扱われる情報には，過去の作業経験や興味，社会資源やサービスの利用状況[2)]等の事実経過に関する情報と，対象者のニーズや希望，満足度[3)]等の主観的体験に関する情報とがあり，作業療法では双方ともに重要な情報となる．しかし，単に質問紙の項目を埋めるだけでは表面的な対象者理解にとどまり，真に役立つ情報は得られない．このため，記入後には質問紙の結果とその他の情報をつなぎ合わせたり，作業療法の目標や今後の生活と関連づけたりする，「確認のための面接」が必要となる．

本項では，精神科の早期作業療法において，入院生活チェックリスト（ISDA：Inventory Scale of Daily Activities for Sub-acute In-patients）を用いた面接と，気分と疲労のチェックリスト（SMSF：Inventory Scale for Mood and Sense of Fatigue）を用いた面接の具体例を紹介し，質問紙を用いて行う面接のコツについて述べる．なお，各症例に対する面接でのやり取りについては，匿名化に配慮し情報に修正を加えた．

質問紙の概要

ISDA と SMSF は，共に対象者の主観的な体験の強さを測定するために構成された自己記入式の質問紙である[4,5)]．いずれも精神科の早期作業療法で使用できるよう，精神疾患の回復指標となる身体感覚レベルの体験に焦点を当て，簡便かつ短時間で実施できるという特徴がある[4,5)]．

ISDA は入院生活の状態より対象者の回復状態を評価し，これを本人と共有するために用いる．評価項目は，睡眠，食事，整容，現実感，作業遂行などに関する計 26 の Visual Analog Scale（VAS）を中心に，行動範囲，かかわりをもつ人，空き時間の過ごし方について複数選択する項目，および「気がかりなこと」を記載する自由記載欄から構成されている〔**巻末資料 5**（151〜152 頁）参照〕[*1]．一方，SMSF は，気分状態，疲労特性，回復状態に関する主観的体験を評価し，これを対象者と共有するために用いる．評価項目は，体調，気分状態，疲労感，たいくつ感，回復状態に

---

*1 ISDA は，その後，多数例による因子分析によって項目の絞り込みが行われ，評価項目数が 26 項目から 19 項目に減少された．本項では使用した 26 項目のまま記載し（**図 1**），**巻末資料 5** には 19 項目となった ISDA（Ver. 2）を掲載した．

表1 質問紙（チェックリスト）の評価項目

ISDA	VAS（26）	寝つき，目覚め心地，熟睡感，中途覚醒，眠剤使用，食欲，空腹感 満腹感，食事量，間食，食事の味，洗面・歯磨き，着替え，入浴 身だしなみ，生活感，時間感覚，五感，身体の動き，休息感，集中力 持続力，思考，効率性，とりかかり，やる気
	選択項目	行動範囲，かかわりをもつ人，空き時間の過ごし方
	自由記載	現在気になっていること
SMSF	VAS（13）	体調，緊張・不安，抑うつ・自信喪失，イライラ・ムシャクシャ 意欲・活力，混乱・当惑，あせり，疲れやすさ，人疲れ，頭・思考疲れ 身体疲れ，たいくつ感，回復状態
	自由記載	どのように体調が悪いのか，どのような面を改善したらよいか，

表2 ISDAとSMSFに共通する特徴

1．簡便かつ短時間で実施できる
2．自己記入または聞き取りにて記入できる
3．対象者の主観的体験に焦点を当てる
4．非侵襲的で答えやすい項目からなる
5．回復の参考指標となる項目からなる
6．結果を数値化・視覚化して示せる
7．1〜2週間の単位で繰り返し実施できる

ついて自己記入する13のVASを中心に，体調については「どのように体調が悪いか？」，回復状態については「今後どのような面が改善すればよいと思うか？」を記入する自由記載欄が設けられている〔**巻末資料6**（153〜154頁）を参照〕．

VASの長さはそれぞれ100 mmの直線を用いており，左端からプロットした点までの距離を計測し，これを0〜100のスコアとして読みとる．自己記入が困難な場合は，聞き取り調査の形式で面接時に作業療法士が記入する．記入後にはVASの結果と記述された情報を用いて補足と確認のための面接を行う．作業療法の導入時，1カ月ごと，退院時などに反復して行い，結果を比較して変化や改善点などを対象者と確認する．ISDAとSMSFの評価項目を**表1**に，使用上の利点について共通する特徴を**表2**に示した．

ISDAを用いた面接

Gさん．25歳男性，統合失調症

2年前から抑うつ気分と意欲低下が目立つようになり，不安焦燥感と幻聴が出現し1年前に精神科を初診した．今回，家族や職場での人間関係の疲れから精神変調をきたし，本人の希望もあり入院となった．入院1週目はISDAと作業療法室の見学のみを行い，作業療法士が病棟に出向いて行うストレッチ・リラクゼーションプログラムへは自由参加とした．2週目より個別作業療法を開始し，導入時面接にて2回目のISDAを実施した．記入後に初回の結果と並べて比較しながら以下の面接を行った（スコアは**図1**を参照）．

導入時面接（OT：20代女性）

OT：「寝つき」が悪いようですが，入院してからあまり変化はないですか？

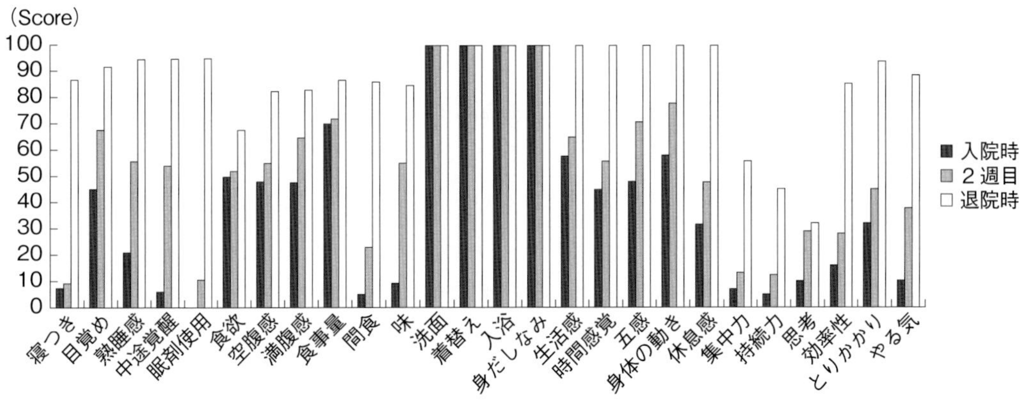

図1　症例Gさんの ISDA スコアの比較

スコアは100に近いほど好ましい状態であることを示している．たとえば「寝つき」であれば，入院時と作業療法開始時はスコアが低く，寝つきにくい状態であったことがわかるが，退院時には顕著なスコア増加を認め，寝つきにくさが改善されたことを示している．臨床の場では（図2のSMSFのように）記入した質問紙をそのまま用いて，複数回実施している場合には前回の結果と並べて提示し，結果を比較しながら面接を行う．

Gさん：そうなんです．先生（主治医）に薬を調節してもらっているんですけど…….

OT：眠れないのはつらいですね．眠剤の調整には少し時間がかかることもあるようですね．

Gさん：そうですか．しょうがないですね…….

OT：いったん眠りにつくと「途中で起きる」ことは減って，「眠った感じ」はあるんですね．

Gさん：そうですね．なかなか眠れないけど，家にいたころよりは眠れた感じがします．

OT：「食事の味」もおいしくなってきた．

Gさん：はい．

OT：「生活感」「時間の感覚」「身体の感覚と動き」「休息感」など，（項目を指で示しながら）このあたりが少し改善してきたみたいですね．

Gさん：はい，入院して休んだら落ち着いてきたみたいです．休めてはいるけど……たまに退屈で，どうしようと考えることがあります．

OT：そうですか，たとえば，どんなことを考えますか？

Gさん：うーん……．会社を辞めてよかったとは思うけど，これからどうやっていこうとか…….

OT：仕事のことが心配になるのですね．でも，「集中力」や「持続力」がまだ低いようですし，先のことは少しおいておき，今はしっかり休むことを優先したほうがよいかもしれませんね．

Gさん：はい，先生（主治医）にもそう言われました．まずは眠れて元気になることだと…….

OT：「集中力」がないとか，「持続力」が落ちているとかは，たとえばどのようなときに感じますか？

G さん：集中力が続かなくて本が読めないんです．もともと読書は好きだけど，読もうって気持ちもあんまり出てこなくて……．よくなりますかね？

OT：少しずつ回復していきますから，心配しなくても大丈夫ですよ．読めないと感じたときには，無理に読もうとしないほうがいいですよ．「思考」のまとまり，「効率性」，「やる気」なども，まだ本調子ではないと思いますが，入院してから少しはよくなっているみたいですね．

G さん：入院したころよりはいいけど，まだまだっていう感じです．

OT：こうして作業療法を始めようと思えたことは変化ですね．

G さん：そうですね．前に見学したときよりはいいと思います．

OT：病棟を出て散歩に行ったりはしますか？

G さん：この前，初めて売店に行ってきました．外にはまだ出てないです．

OT：ここ（作業療法室）には一人で通えそうですか？　心配なら付き添いもできますよ．

G さん：大丈夫だと思います．今日一緒に来たので覚えたと思います．

OT：病棟でやっているストレッチにも参加していましたね．

G さん：はい，身体を伸ばすと気持ちがいいので，これからも続けます．休むときがあってもいいですか？

OT：もちろんです．疲れているときなどは無理をせず，むしろゆっくり休んでください．

OT：「現在気になっていること」（自由記載欄）に「退院後のこと」とあるけど，どのようなことが気になりますか？　先ほどの仕事のことですか？

G さん：退院がいつになるかも気になるし，仕事のことも心配です．先生（主治医）には焦ってはいけないって言われているんですけど．

OT：そうですね．心配になりますよね．仕事のことも追々一緒に考えていきますが，先の心配ばかりしていると落ち着かなくなり，そのことが睡眠にも影響しますから，まずは，生活のリズムをつけることを第一に，退院に向けて少しずつ身体を慣らしていきましょう．

G さん：はい，そうですね．

OT：これ（ISDA）は私が保管しています．退院の前か，1 カ月経ったころに，どのように変化するか，また一緒に確認してみましょう．

G さん：はい，よろしくお願いします．

その後の経過

1 カ月後に退院が決まり，退院時評価として行った 3 回目の ISDA では，睡眠状態，作業遂行時の効率性，取りかかり（おっくう感）や，やる気（意欲）の改善が確認された（**図 1**）．外来作業療法に通うことになったが，集中力，持続力，思考のまとまりは不十分であり，自宅での過ごし方がわからず，「いてもたってもいられない」と電話をしてくることもあった．現在，週 3 回の外来作業療法を利用し，生活リズムを整えながら通院日以外の時間の使い方，自宅での役割行動，就労準備の進め方等を検討している．

SMSF を用いた面接

H さん．21 歳女性，統合失調症

大学入学後，2 年目より多忙な生活となり，不眠と抑うつ気分が始まった．その後，自殺念慮が生じたため休学することとなり，精神科に初回入院した．入院中に作業療法を開始し，2 カ月後に退院してからは週 2 回の外来作業療法に通うことになった．自宅での生活ペースをつかむことを目標としているが，通院時には母親の送迎に頼っている状態であった．外来作業療法では毎月の定期評価に SMSF を利用しており，2 回目の SMSF を実施し，初回の結果と比較しながら以下の面接を行った（**図 2**）．

定期面接（OT：40 代男性）

OT：9 月の結果と比べると，「抑うつ・自信喪失」は下がっているけど，「緊張・不安」「混乱・当惑」「あせり」と，「疲労」の各項目が少し高くなっているみたいだね．

H さん：はい，疲れっぽいのがなかなか取れなくて，このまま治らないんじゃないかって，不安になります．

OT：午前中は特にだるさが強いんだね．

H さん：はい，そうなんです．

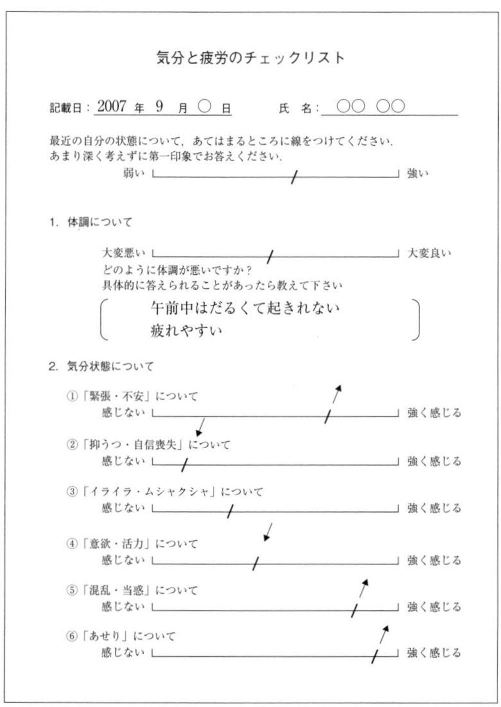

気分と疲労のチェックリスト

記載日：2007 年 9 月 ○ 日　　氏　名：○○ ○○

最近の自分の状態について，あてはまるところに線をつけてください．
あまり深く考えずに第一印象でお答えください．

弱い ――――――― 強い

1．体調について

大変悪い ――――――― 大変良い

どのように体調が悪いですか？
具体的に答えられることがあったら教えて下さい

（午前中はだるくて起きれない
疲れやすい）

2．気分状態について

①「緊張・不安」について
感じない ――――――― 強く感じる

②「抑うつ・自信喪失」について
感じない ――――――― 強く感じる

③「イライラ・ムシャクシャ」について
感じない ――――――― 強く感じる

④「意欲・活力」について
感じない ――――――― 強く感じる

⑤「混乱・当惑」について
感じない ――――――― 強く感じる

⑥「あせり」について
感じない ――――――― 強く感じる

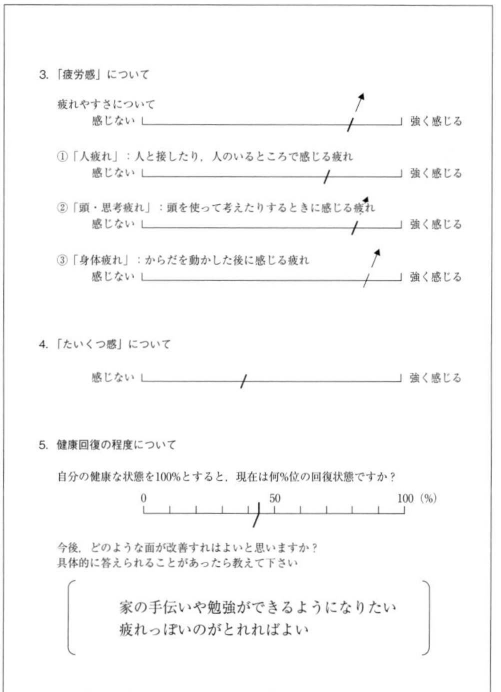

3．「疲労感」について

疲れやすさについて
感じない ――――――― 強く感じる

①「人疲れ」：人と接したり，人のいるところで感じる疲れ
感じない ――――――― 強く感じる

②「頭・思考疲れ」：頭を使って考えたりするときに感じる疲れ
感じない ――――――― 強く感じる

③「身体疲れ」：からだを動かした後に感じる疲れ
感じない ――――――― 強く感じる

4．「たいくつ感」について

感じない ――――――― 強く感じる

5．健康回復の程度について

自分の健康な状態を100%とすると，現在は何%位の回復状態ですか？

0　50　100（%）

今後，どのような面が改善すればよいと思いますか？
具体的に答えられることがあったら教えて下さい

（家の手伝いや勉強ができるようになりたい
疲れっぽいのがとれればよい）

図 2　症例 H さんの SMSF

複数回実施している場合には，記入後に前回の結果と比較しながら，図に示したように変化のあった箇所を矢印でマークするなどして，自由記載の内容と関連させて話題にすることが多い．

OT：「身体の疲れ」が高いようだけど，だるさがあることを言っているのかな？

H さん：はい，そうです．

OT：もしかしたら，状態がよくなってきて，これまで以上に薬が効きすぎるようになってきたのかもしれないね．薬の量を減らせる時期なのか，先生（主治医）に相談してみましょう．

H さん：そうなんですか……．わかりました．

OT：「混乱・当惑」と「あせり」も高くなっているけど，だるさや疲れっぽいことと関係があるのかな？

H さん：はい．掃除とか，料理とか，家のことだけでもやらなきゃって思うけど，何もできなくて……．

OT：それで焦っちゃうのかな？

H さん：そうなんです

OT：「家のことやらなきゃ」って思うのは，お母さんか誰かにそう言われるから？

H さん：いいえ，お母さんは無理するなって言います，でも，申しわけない気持ちになって……．

OT：なるほど，申しわけない気持ちになって，それが「混乱」や「あせり」につながったんだね．

H さん：はい．

OT：今はだるさがあって，疲れっぽいけど，こういう状態は回復の途中ではよくあることなんだよ．だるさや疲れっぽいのは自然に治っていくからね．必ずよくなるから，心配しなくていいからね．

H さん：はい，わかりました．

OT：今は，通院に慣れるだけでも大変なはずだから，しばらく家のことは頑張らなくていいんじゃないかな．家の手伝いや勉強は，だるさや疲れっぽいのが治ってきたら，少しずつできるようになりますよ．

H さん：はい．

OT：○○先生（主治医）には私からも話しておくけど，あなたからも薬の相談をしてみてくださいね．相談できそうですか？

H さん：はい，大丈夫です．今度の診察のときに聞いてみます．

OT：それでは，また相談した結果を教えてください．この用紙（SMSF）は，いつでも見れますから，必要なときに言ってください．1カ月くらいしてまた経過をみてみましょう．

H さん：はい，ありがとうございました．

その後の経過

その後も H さんは外来作業療法を継続している．薬物の調整によってだるさは軽減し，2カ月後よりバスを利用した単独通院が可能となった．また，疲れやすさの軽減に伴い，自宅での役割

表3 質問紙を用いた面接の意義

1．コミュニケーションが促進される
2．対象者にかかわり（面接）の意図が伝わりやすい
3．共同作業という側面があり関係を築きやすい
4．面接の内容を拡散させない
　・不用意な介入を防ぐ
　・安全感を保障する

行動も少しずつ拡大してきている．月に1回行うSMSFでは，これらの変化を作業療法士と確認し，自身の回復ペースをつかめるようになってきた．現在は生活の自己管理をしながら復学に向けた計画を始めている．

質問紙を用いた面接のコツ

質問紙を用いる最大の利点は，対象者とのコミュニケーションが促進されやすいことである．対象者にとっては，質問紙があることで面接者（作業療法士）が何を意図しているのか，自分が何を答えたらよいのかといった場の状況がわかりやすく，特に初回面接などでは，作業療法士がかかわりをもつことに伴う構え，戸惑い，不安感を軽減するのに役立つ．また，用紙に記されている質問項目に沿って面接が進められることから，相互にコミュニケーションの「的」が絞りやすく，共同作業的なかかわりがもちやすい．これらの特徴より，面接者である作業療法士にとっては，不用意な介入を防ぐのに役立ち，対象者の安全感を保障するのに適している．

表3に質問紙を用いた面接の意義をまとめ，以下に，質問紙を用いた面接のコツを，主観的体験の理解，心理教育的配慮，共同作業的視点の3点から整理した．

1．主観的体験を理解する

症例に示したように，ISDAやSMSFでは，得られる結果から対象者の体験の強さを知ることができ，スコアの高低に着目したり前回の結果と比較したりすることで，対象者の主観的体験の特徴とその変化を把握しやすい．また，対象者の主観的体験への理解をより深めるためには，得られた情報のいくつかをつなぎ合わせて考えたり，生活場面や作業療法場面での具体的なエピソードと関連づけたりしながら，対象者の認知（物事の捉え方）と身体・心理的反応を含めた行動特徴との関連を確認することが重要である．また，対象者を理解するための面接では，相手を責めるような質問にならないよう「問い方・質問のコツ」があり，ノンバーバルなサインを正確に読みとる「話の聴き方・観察のコツ」がある．これらについては，本書の「作業面接のコツ」および文献7に詳解した．

2．心理教育的な配慮を重視する

Gさんの場合には，ISDAの結果より睡眠障害に対する対処や集中力の回復の仕方などが，また，Hさんの場合には，SMSFの結果より薬物の副作用や疲労感の回復の仕方などが話題となっている．初回入院の場合や退院後まもない回復早期の対象者では，こうした薬物の作用と副作用，

心身の回復イメージがもてるような，心理教育的な配慮に基づく情報提供がきわめて重要であり，この時期の孤独や不安，焦燥感などを軽減するのに役立つ．また，同様に回復期以降の対象者であれば，前項で記されているように，ケアアセスメント表[8]を用いた面接が自立生活に必要な制度やサービスの情報提供の機会となると同時に，本人の生活を振り返り，対処や工夫を共に検討するためのよい機会となる．

3．共同作業的視点をもつ

質問紙から得た情報をもとに生活状況を確認したり，課題への対処法を考えたり，作業療法の利用法などを検討したりする面接では，対象者と共同作業をしているという関係がもちやすい．質問紙を介在させた面接では，対話による面接に比較し対象者との心理的な距離が保ちやすく，作業療法士が質問紙の結果を読みとり一方的に指導や援助を行うのではなく，質問紙の結果を客観的なデータの一つとして扱い，その内容と形式（質問紙への取り組み方を含む）について，対象者の協力を得ながら確認していくことで，今後の支援に役立つ具体的な情報が共有されやすい．

おわりに

質問紙を用いた面接は，作業面接の一形態と捉えることができる．対人交流に不安や緊張を示しやすい対象者であっても，簡単な質問内容であれば，最小限の説明で導入することができる．また，どのような質問紙であっても，実施後の面接場面では質問とそれに対する反応（応答）が示されるため，それらを媒介とするかかわりがもちやすく，具体的な情報が共有されやすい．こうした具体的な情報をもとに対象者への理解を深め，リハビリテーションのプロセスに道筋をつけていくことが質問紙を用いた面接本来の目的となる．こうした質問紙のもつ特性を生かすことで，われわれは不用意な介入を避け，対象者にとって意味のあるコミュニケーションを促進することができる．

文献

1）Hitch D, et al：A review of the selection for occupational therapy outcome measures in a community mental health rehabilitation setting. Aust Occup Ther J　**54**：221-224, 2007
2）小林正義：外来作業療法における支援の実際．香山明美，他（編）：生活を支援する精神障害作業療法の実践—急性期から地域支援まで．医歯薬出版，pp170-178，2007
3）Mona E, et al：Satisfaction with daily occupations：construct validity and test-retest reliability of a screening tool for people with mental health disorders. Aust Occup Ther J　**54**：59-65, 2007
4）小林正義，香山明美：回復状態の評価指標．香山明美，他（編）：生活を支援する精神障害作業療法の実践—急性期から地域支援まで．医歯薬出版，pp78-100，2007
5）小林正義，冨岡詔子，福島佐千恵：入院生活チェックリスト（ISDA）と気分と疲労のチェックリスト（SMSF）の開発．精リハ誌　**10**：18-19，2006
6）小林正義：作業面接のコツ．OT ジャーナル　**42**：143-147，2008
7）小林正義：作業を通して人と接するために．澤　俊二，他（編）：コミュニケーションスキルの磨き方，医歯薬出版，pp16-25，2007
8）香山明美：退院支援の基本的な考え方とアプローチの留意点．香山明美，他（編）：生活を支援する精神障害作業療法の実践—急性期から地域支援まで．医歯薬出版，pp118-132，2007

10

治療経過を振り返る面接のコツ：精神障害

稲毛　義憲
東北福祉大学健康科学部リハビリテーション学科

はじめに

幾人かの人が目的に向かって行動しているとき，たとえば登山パーティのミーティングでは，出発から現地点までの道のりと経過を振り返り，「無理をしているメンバーはいないか」「体調や天候はどうか」が繰り返し検討され，新たなルートを選び，時には退却が決定される．これはリーダーだけではなく，登山者ひとり一人に求められる最も基礎的で重要な技術の一つである．自身とわずかな道具とその場にいる仲間にしか頼ることのできない状況では，メンバーや周囲の環境とのコミュニケーションを疎かにすれば，命にかかわる場合すらあるからだ．

登山のような特別な状況と同列には語れないかもしれないが，作業療法の臨床でも，作業療法士が対象者や家族とともに経過を振り返り，話し合えるための技術をもつことは必要である．

本項では，作業療法の中で行われる，治療経過を振り返る面接（以下「振り返り面接」）について，なぜ，いつ，誰と，何を，どのようにして実施していくのか，その主な流れと実際のコツを解説する．

「振り返り面接」の流れ

「振り返り面接」については，明確な定義があるわけではない．そこで，まず本稿での位置づけを明らかにしてから本題に入るようにしたい．

精神科作業療法の流れは，インテーク面接後に1～2週間程度，いくつかの作業活動や作業面接を試みるなどして，目標と実際の初期プログラムが決められ，次に，およそ2週間～1カ月くらいで，それまでの経過を対象者とともに振り返ってみて，プログラムの再検討をするための面接が行われるのが一般的とされる[1)]．

この際の面接は，再評価のために実施するものと終結の際のまとめとして行われるもの，定期的に実施するものと必要に応じて随時行われるもの，対象者と2人で実施するものと，家族や他のスタッフに入ってもらってカンファレンスとして行われるもの等，さまざまである．

本項では説明の便宜上，主に①一般的な作業療法の流れがすでに実施されていて，②作業療法士と対象者と2人で，③2カ月～数カ月ほどの治療期間の中で，④定期的な再評価を目的に行われる場合を想定して，これを「振り返り面接」とよぶことにする．

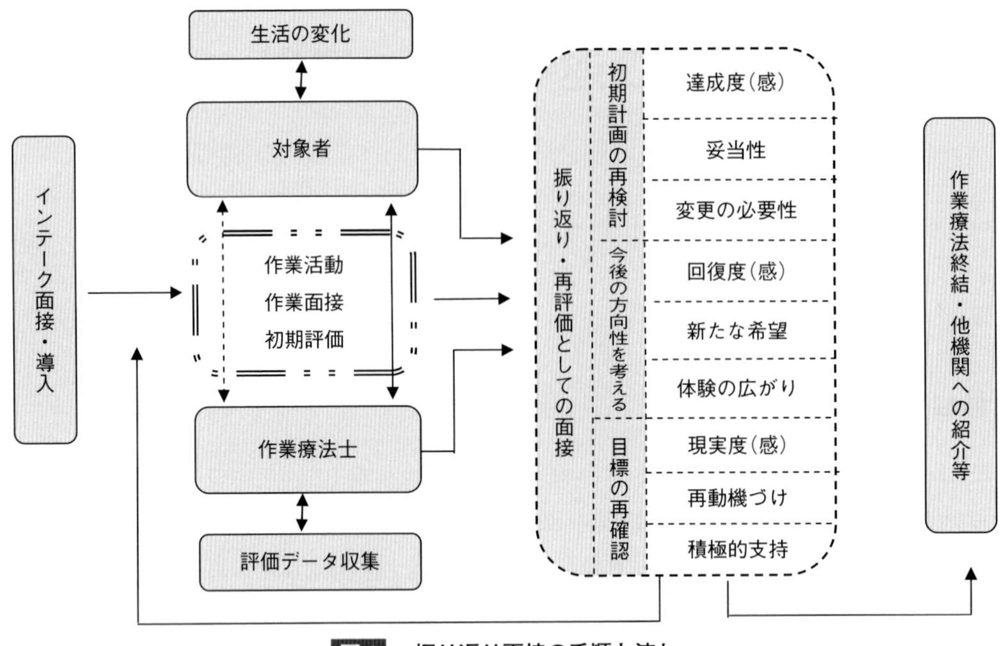

図1 振り返り面接の手順と流れ

もちろん，このような状況にないケースであっても，基本的な流れや留意点は同じと考えていただいて構わない．仮に経過が長期にわたるケースでも，最低3カ月に1回は定期的な振り返り面接は必要である．

作業療法の処方が出されてから，インテーク面接，作業面接，「振り返り面接」を経て，作業療法終結に至る主な流れを**図1**に示す．面接の段階を，①初期計画の再検討，②今後の方向性を考える，③目標の再確認，の3つに分けた．30分前後の時間の中で，この3つのテーマを話し合えるようにしておくとよい．実際には，このようにテーマの境界は明確ではなく，順番が逆になったり，重なり合いながら進行することがあるが，便宜上，一つひとつ項目に分けて説明を加えることにする．

1．初期計画の再検討

対象者には，あらかじめ「振り返り面接」を行うことを伝えて，了承を得るようにしておく．場所は面接室や，用意できなければ作業療法室でもよいが，プライバシーが語られることもあるので，周囲と少し距離が置ける場所が望ましい．

最初に，初期計画の達成度（感），妥当性，変更の必要性について共有し，検討する．1カ月間ほど作業療法に取り組んでみて，①ひどい疲れや緊張はないか，②作業活動に無理や焦りはないか，③食事や睡眠はとれているか，④作業療法室で困っていることはないか，などをあらためて確認するようにする．このとき作業療法士は，療養中に慣れない場所でたいへんな努力をしているであろう対象者を，理解しねぎらう姿勢を示すことが大切である．

（例）

OT：今日はプログラム作成のときに決めておいた「振り返り」を行う日です．「心身をリラックスして楽しむこと」を目標にしましたが，どうですか？　負担に感じるようなことはありませんか？

Aさん：うーん．そうですね．大丈夫です．慣れてきましたし…….

OT：最近，とっても笑顔が多いですね．初めのころは，やはり少し緊張しましたよね．

Aさん：はい．でも「好きなことをマイペースでいい」って言われたから安心しました．エアロバイクで身体を動かしたりするとすっきりします．

OT：夜眠れなかったり，疲れが残ったりすることはありませんか？　逆に気分がハイになったり？

Aさん：たぶん…大丈夫…です．

このときに，本人がつらさを自覚していたり，直接言葉にしてはいないが，表情や振るまいに不安や困難感の強さが感じられるようであれば，「無理に頑張らずともよいこと」「いずれ慣れて楽になるが，今はつらい時期であること」「疲れの自覚は回復過程の自然な達成度（感）であること」「できるようになったことがたくさんあること」などを前向きに伝え，時間帯や頻度にゆとりをもたせた計画を一緒に考え直せるような配慮をするとよい．場合によっては主治医と相談のうえ，無理せずに中止の判断をすることが必要なこともある．

逆に，「おもしろい」「楽しい」「始めてよかった」等の肯定的な捉え方ができている対象者には，「それではさらにプログラムを……」と勧めてしまいがちになるが，反面では，懸命になりすぎて身体感覚への注意がおろそかになったり，生活上の現実的な課題や不安を無意識に回避したりしている場合があるので注意が必要である．そのように感じられるときは，「生活リズムの回復」や「基礎体力の回復」等，作業療法目標の達成度（感）を具体的な言葉で表現し，現実感を共有し確認できるとよい．

いずれの場合でも，振り返り面接の一番の目的は，現在取り組んでいる作業が妥当であるか，対象者がどのような心的状態にあり，いかに体験されているのか，変更の必要性はないか，あらためてみつめ直してみることにある．

インテーク面接や作業面接では，開始してまもないために緊張し，互いの理解が十分でないこともあるが，ある程度の時間や活動を共有したあとの振り返り面接では，少しずつありのままの自分や本音を伝えあえる関係性を確認できるようになることがポイントでもある．管理的・形式的になりすぎることなく，お互いの主体性を尊重するリラックスした雰囲気を心がけてみるとよい．

2．今後の方向性を考える

対象者との間でこれまでの経過と作業療法目標の具体的達成度（感）が共有できたら，次に，そのことを心身の回復度（感）や障害の軽減と関連づけて理解できるように話し合ってみる．

（例）

OT：今のプログラムは，週2回午前中，作業療法室で運動したり本を読んだりしていますね．

Aさん：今のプログラムをもう少し続けたいと思います．本も落ち着いて読めるようになってきました.

OT：それはよかった．少し余裕が戻ってきましたね.

Aさん：でも，まだテレビを観たり，人と会話をしていても頭に入らないことがあって…….週末に自宅に外出する予定ですけど，疲れやすいので少し心配です.

OT：焦らず，少しずつやっていきましょう．作業療法でも頑張りすぎず，持っている力の3割くらいでエネルギーを充填することを考えましょう.

このときに,ケースによっては統合失調の回復過程の図を用いて説明を加えてみる方法もある.一般的な疾病の回復イメージに近い「無理せず焦らず少しずつ」「山あり谷あり」「エネルギーの充填が大切」などのアドバイスは，対象者自身の作業療法上の実感と重なって捉えられたときに納得が得られやすい．また，体験と一般的知識を同時に伝えることで，誤解や不用意な心理的侵襲への陥りを避けることができる.

この時期，疾病の回復段階によっては，日中の眠気や疲労感が一時的に強まったり，病棟での人間関係の変化や外泊等の現実課題の開始により，心身の余裕が乏しくなって作業療法を欠席がちになったりしている場合も少なくない．このようなときには，対象者も作業療法士や周囲もこれらの現象をネガティブに捉えて，よけいに頑張ろうとしたり，悲観的になったりしがちになる.

そのようなことを避けるためには,振り返り面接の前には作業療法の記録や場面だけではなく,病棟や生活の場面にも目を配っておくようにするとよい．そうすれば作業療法では,「外泊から帰ってきた日はゆっくりしてエネルギーを蓄える」「次の日は作業療法も午後にして念願のクッキーを焼いてみる」など，生活の変化や体験の広がりに配慮された柔軟な計画と方向性を考えることができるようになる.

「振り返り面接」の過程で努力が認められ，自らの能力に自信が戻り始めると,「働きたい」「家を出て自活してみたい」など，新たな希望が語られることも少なくない．一方では,「疲れやすくて困る」ことや,「家族に配慮して迷う」ことが，戸惑いや葛藤として表現されることもある．このようなときには，作業療法場面で作業療法士が実際に観察して得られた客観的回復度と対象者自身の実感としての回復度（感)，困難感とを関連づけて，解決策を具体的に一緒に考えていくようにするとよい．必要であれば，家族や他のスタッフと合同で面接したり，カンファレンスの開催も可能であることを伝えておく方法もある.

3．目標の再確認

計画と方向性が検討されたら，目標を再確認する．長期目標の変更が必要かどうか，初期プログラムで設定した短期目標をこのまま継続するか，他の短期目標を設定したほうがよいか，新たに語られた希望や回復度（感）に応じて，目標の現実度（感）とこれからの予測を話し合えるとよい.

（例）

OT：大きな目標は「アルバイトができるようになりたい」でしたね.

Aさん：はい．でも，やったことないし……自信ないんです……コンビニとかかな…….

OT：コンビニだと立ち仕事だし，やっぱり体力が必要ですよね．今やっている運動なんかは，すごく役に立ちそうですね．

Aさん：高校生のときには陸上部で中距離をやってました．

OT：それで身体が柔らかいんですね，先週，キャッチボールをやったときも身体の動きがよかったなあ．

Aさん：久しぶりにやったけど楽しかったです．

OT：これから天気がいいときには，屋外での運動も取り入れていきましょうか？

Aさん：お願いします．

OT：それでは，「心身をリラックスして楽しむ」に加えて「基礎体力の回復」も当面の目標に入れてみましょう．ああ，でも「ゆっくりマイペース」は忘れずにやりましょう．

Aさん：そうでした（笑）．はい．大丈夫です．

設定した目標によっては，新しい環境への不安や戸惑いを軽減するために，あらためて動機づけになるような話題を引き出したり，心理的な支持が必要な場合がある．そのようなときにも，言葉を用いるだけでなく，一緒に行った作業活動の作品を手にとったり，いくつかの乗り越えてきた苦労や楽しみを振り返ってみることが役に立つ．お互いに良い経験をしたあとには，苦楽を共にした仲間意識のようなものを共有できることもある．そして，今後も作業療法士がしっかりサポートすることを伝え，次回の「振り返り面接」の日程なども決めておくとよい．

作業療法上の目標が達成されたり，他のサービスへの移行を希望している場合には，作業療法は終了となる．そのような場合はもちろんのこと，仮に十分に目標が達成されず，退院等の理由によってやや中途半端な形で終了となる場合も，「振り返り面接」を行って，次回の出会いに備えた最終評価を残しておくほうがよい．精神障害の臨床では，先述したような仲間意識のようなものが1回目の出会いで味わえる事例は稀で，むしろ2回目，3回目の出会いで初めて関係が生まれることが多いからである[1)]．

終了する際には，必要なときにはいつでも支援が可能であることを伝え，連絡方法などを確認しておくとよい．また，ほかのサービスへの移行を希望する際には，紹介できる機関や人や作業療法士のできる支援方法などをていねいに伝え，本人の希望を確認し許可を得たうえで，作業療法士の支援情報をサービス機関に送るといった方法もある．人と人との別れに際しては多かれ少なかれ分離不安を伴いやすいが，不安を否認するあまり，終了の手続きや記録をあいまいにすることのないようにしたい．

分離不安を軽減する方法には，①地域の中に作業療法士自身が利用できるネットワークを形成しておくこと，②できるだけ早期に終了時の「振り返り面接」をイメージしておくこと，③対象者のもつ力を信じること，がある．日々の臨床を続ける中で，常に心がけておきたいことである．

「振り返り面接」と臨床の実際

これまで「振り返り面接」の典型的な流れについて，主に形式的な側面から述べてきた．解説のしやすさと明快さを優先して，インテーク面接の時点から担当を継続し，数カ月で終結に至る事例を想定した．しかし，「作業療法事例の多くは，このような典型例にあてはまらない」という指摘を受けそうである．たしかに，実際の臨床の現場には，長期間，数名に及ぶ担当療法士の交替（あるいは担当療法士も曖昧）などの理由で，インテーク面接，評価面接の実施や結果の記録，意味が有名無実化している事例など，個人の思いだけでは解決できない困難とジレンマが満ちている．

たとえば，初期目標や契約関係を曖昧にして開始したときや，社会的入院等で経過が長期にわたる場合には，どうしても漫然としたかかわりに陥りがちなのが現実であろう．膨大な過去の記録を前にして，経過を振り返ること自体もおっくうになり，無力感に陥ることもある．「そんなことを言われても活動と記録に追われて，振り返りなんてとても無理！」と，作業療法士の悲鳴が聞こえてきそうだ．どの領域の現場にも，時間的な余裕などそうそうありはしない．

では，そのようなことを理由に「振り返り面接」が「不要」「無用」といえるかといえば，そうではない．先に登山の例を挙げたように，極限状況や障害，困難の多いときにこそ，意味あるコミュニケーションの機会が必要とされることもまた，事実だからである．

経験的には，臨床で陥る「漠然」とした不全感は，対象者（あるいは，家族，チームメンバー，専門職の仲間）とのコミュニケーションの不具合から生じることが多い．このようなときにこそ，これまでの経過を振り返り，まとめ，向き合い，互いを理解するチャンスと捉えておきたい．

経過のまとめとトレーニング

実際に経過のまとめにとりかかるときには，あまり細部にこだわることなく，大きな流れを捉えるよう心がけてみるとよい．長い経過を初期から詳細に追えば膨大な時間とエネルギーが必要となるので，活動内容の変化や生活環境の変化，言葉による表現など，対象者の変化が捉えやす

表1 経過のまとめ方と項目の例

経過時期	1期	2期	3期
治療目標	・休息　・リラックス・体力改善	・楽しむ体験	・現実検討　・退院準備
出来事	・隔離室1W	・院内開放　・外泊　・カンファランス	・友人面会
薬物療法	・リスパダール4 mg→3 mg		
生活状況	・多弁，不眠　・焦燥感 ・病棟カラオケに参加	・日中も臥床	・仕事の不安を精神保健福祉士に相談
作業活動	面接（1/2W）→ 運動・散歩→ 個人活動（革細工）→	陶芸グループ→	退院準備グループ→
作業療法士のかかわり	・マンツーマンで支持的に ・できていることを認める	・楽しむことの大切さと回復段階を伝える	・不安と生活能力の把握，助言
作業療法での様子	・気持ちが先走って作業が手につかない	・作業に打ち込むが余裕ない	・生活の不満を作業療法士にこぼす

そうなものを軸にして時期を区切ってみる．そして，良し悪しの価値判断を加えることなく，診療記録に記載された現象を直感的に選んで，大づかみな経過の流れを表にしておく（**表 1**）．あまり欲張らずに，まずは「気になる一例」から始めてみることがポイントである．

いったん経過をまとめてみると，それまで見逃していた作業活動の発展，充実，反復など，さまざまな流れに気づかされることになる．実際の「振り返り面接」で求められるのは，このようにして得られた作業療法経過の大きな理解と，面接の場での流れとを照らし合わせ，現象をストーリーとして読み取る技術である．しかし，初心者にとってはすぐには難しいことも多い．

そこで，短期間の事例であっても「振り返り面接」の事前には簡単に経過をまとめ，先輩や同僚にアドバイスを受けるなど，日常的なトレーニングを積んでおくとよいだろう．職場でのケースカンファレンスや，職場以外での症例検討会，スーパービジョンの機会などがあれば，さらに発展させることもできる[2)]．

作業療法の「振り返り面接」は，「作業活動を一緒に体験してきたあなたと私とで，これまでとこれからの大切なことを話し合う機会」と言い換えてもよい．徹底して対象者の立場に立ち，体験を共有し，成果を作業結果と言葉とで分かち合えたとき，作業療法は成功体験として，対象者と私たち作業療法士双方の「生きた経過」の中に位置づけられていくはずである．そのためには，けっして手間暇を惜しむことのない臨床家としてのあり方を心がけておきたい．

■■■ 文　献 ■■■

1）山根　寛：精神障害と作業療法．三輪書店，pp117-148，1997
2）稲毛義憲：精神科作業療法における事例検討の経験と工夫．山形県作業療法士会誌　**4**：39-45，2006

11

治療経過を振り返る面接のコツ：身体障害

ニーズの実現を話し合う面接の場に

澤　俊二
藤田保健衛生大学リハビリテーション学科

はじめに

作業療法を終了し，退院や退所となる日に当事者があいさつに来られる．にこやかな人もいれば，黙って頭を下げて去る人もいる．ぶすっとしている人もいる．「ありがとう」と言って車いすで去る人もいる．

多くのスタッフがかかわる病院では，作業療法士一人だけが担当するわけではない．総合力で勝負をするのが病院のリハビリテーションである．でも，作業療法士でなければかかわれなかったところもある．しかし，彼らが去ったあと，作業療法士が当事者の端的に言えば利益になったのかどうかの問いを自身にする人はどれくらいいるのだろうか．去られる前に，作業療法士が行ってきたことを当事者とともに総括できる場が，退院・退所前・外来での作業療法面接であると捉えるべきである．

以下，身体障害の作業療法における入院・入所時に示された作業遂行上のニーズの達成に焦点を当てた治療経過を振り返る面接について述べる．

治療経過を振り返る面接

1．当事者のニーズに沿った作業療法が展開されたかを問う

作業遂行上のニーズが明確化し，ニーズに沿って作業療法が展開できたかどうかから面接は始まる．

筆者は現在，共同研究者とともに茨城県をフィールドとして，慢性脳血管障害をおう方々の心身機能等の追跡調査研究を行っている．茨城県立医療大学附属病院に入院され，作業療法等リハ医療を受けた方が対象で，入院時・退院時・発病1年時・2年時・3年時・4年時……10年時と定点的コホート研究で調査をしている．

その中でCOPM（カナダ作業遂行測定）を用いて，当事者のニーズの重要度優先5項目，遂行度，達成度，その平均得点の推移，追加項目の内容と推移を詳細にみようとしている．なぜ，そのように作業遂行の達成にこだわるかといえば，当事者は，生活・仕事・余暇作業の困難を察し，少しでも生活上の困難な事項をなくしたいと強く望んで来られるからである．入院・外来・入所中に，それらのニーズが達成されれば，退院・退所後の生活は，次の作業遂行ニーズの達成にか

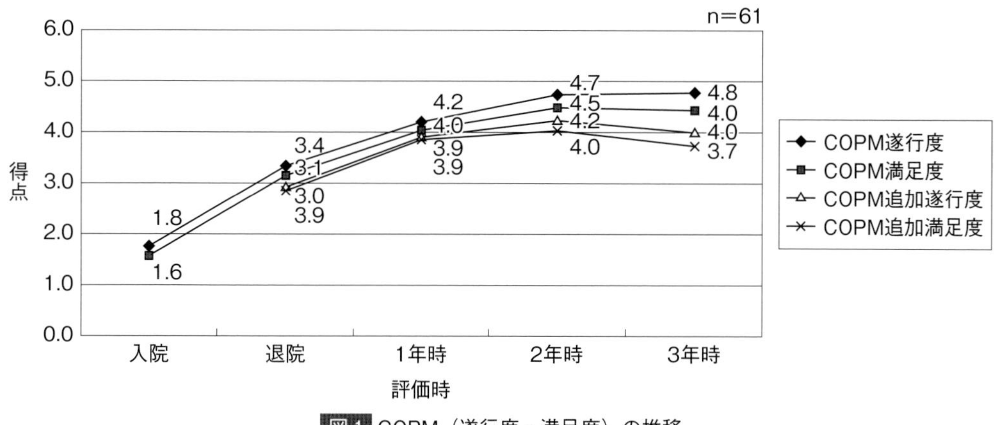

図1 COPM（遂行度・満足度）の推移

かわることができるようになるからである．

具体的に発病3年時までの時点で，入院時のニーズの推移をみてみたい．対象は男性49名，女性12名，計61名である．初回評価時の年齢は42～79歳（58.0歳±標準偏差8.4）．診断名は脳梗塞28名，脳出血32名，くも膜下出血1名，右片麻痺21名，左片麻痺40名．

COPMの結果は，入院時遂行度1.8点±0.9，満足度1.6点±0.8から，退院時遂行度3.4点±1.7，満足度3.1点±1.6であった．平均点はやや増加したが，有意な差はない（**図1**）．ニーズの達成には個人差はあるが，平均してみると得点が低い．注目すべきは，退院後に自宅に帰ってから得点が増加していることである．このことより，退院時の面談の際，ニーズの実現は，家庭に戻ってからも達成に近づくことを伝えることが重要になってくる．

また，入院時に重要度の高い5項目で記載された項目（ニーズ）は211あり，そのうち，セルフケアに関する作業は114（54%），仕事に関する作業は47（22%），余暇に関する作業は50（24%）であった．入院時のトップは，歩くこと（トイレに，浜辺を，散歩等）であった．その傾向は，退院時も変わらず，退院した在宅においても3年間変わらなかった（**表1**）．

2．当事者のニーズに沿った作業療法が展開されたかを問う（表2）

さて，面接である．「いよいよ退院となります．□カ月の入院の間，○○さんの△△というご希望に沿って作業療法を展開してきました．一緒に考え，方法を探り，行ってきました．○○さん，いかがだったでしょうか，ご自分の希望はかないましたか？」と慎重に切りだす．当事者のニーズを達成するためにどのような作業療法を行い，この項目でこのようにニーズを達成することができたかをじっくり問うのである．

追跡調査の結果からみても，有意に遂行度や満足度は増加していても，10点満点の4点にも満たない．もちろん，個々には異なるが，多くの方は，ある作業遂行項目は達しても，ほかの項目の未達成に不満をもっておられる．作業療法士は，じくじたる思いで問いを発することがあるかもしれない．あるいは，「よくやりましたね」とお互いに笑顔を交わすこともあるかもしれない．ゆえに，十分にニーズの達成プロセスを一緒にたどることが重要である．追体験は，そのときの感情を呼び覚まし，喜びや怒りの思いがこみ上げてくる．喜びが語られるかもしれない．一緒に

表1 入院時 COPM 重要度優先順位別項目の内容

セルフケア	仕事	レジャー
114	47	50
54%	22%	24%

n=211

入院時　セルフケア	1位	2位	3位	4位	5位	計
歩行の自立	22	15	3	0	0	40
セルフケアの自立	11	8	6	2	0	27
運転の自立	7	5	14	5	0	31
トイレの自立	3	4	0	0	1	8
その他	3	1	0	1	1	6
計	46	33	23	8	2	114
入院時　仕事	**1位**	**2位**	**3位**	**4位**	**5位**	**計**
復職	11	10	3	8	1	33
再就職	1	2	1	0	0	4
家事	1	2	2	2	3	10
その他	0	0	0	0	0	0
計	13	14	6	10	4	47
入院時　レジャー	**1位**	**2位**	**3位**	**4位**	**5位**	**計**
墨絵を書く	1					
旅行	1					
読書		1				

表2 治療経過を振り返る面接のコツ

一般的な治療経過を振り返る面接の流れ
・ニーズの実現を聞く：COPM を用いる ・プロセスを聞く，たたえる ・これからのことを聞き，話し合う：生活や仕事等，役割やこれからのニーズを聞く，話し合う，ニーズの実現のために在宅等で何を行う必要があるかを伝え，話し合い，励ます ・家族と一緒に入院中のニーズの実現やこれからのことを話し合う ・「いつでもどうぞ相談をしてください」と職場の連絡先をお伝えする
面接のコツ
ニーズ，プロセス，つらかったこと，できたこと，これからのことを傾聴し，たたえ，率直に語り合う．できること・できないことを明確化し，ニーズ実現の方途を話し合う
見落としてはならない点
家族面接，他スタッフからの情報を得ておくこと，話し合っておくこと
犯しやすい間違い
ニーズの実現のプロセスを故意に触れなかったり，卑下や誤った謝罪をすること，また，実現ができなかったことを当事者の責任にし攻撃すること

苦労をして作り上げた革財布のことが語られるかもしれない．苦悩を語られるかもしれない．無念さを言われるかもしれない．作業療法士が考えたこと，どのように達成するかの考えが語られるかもしれない．

3．プロセスをたたえる

真摯に努力をされたことをきちんとたたえる．さらに，どうしてニーズが達成できたのか，できなかったのかのわけが語られていく．率直であること，態度への賞賛をきちんと述べることが大切な作業療法士の態度である．

4．これからのことを詳細に話し合う

そして，今後どのようにするかの話題になってくる．どこにいくと，どのような人がいて，どんなことをしている．「ニーズを実現するために，〇〇へ行かれたらどうでしょう」「家に帰られたら，お風呂はどうしますか？　改造したところが生きるといいですね．ここを注意したら大丈夫ですよ」「復職ができてよかったですね．出勤までのこと，人との関係，仕事のこと等，ご苦労は多いと思いますが，どうか踏ん張ってください．悩みが発生しましたら，どうぞ，私を使ってください．お電話を待っていますよ」，励ます言葉があふれるように作業療法士の口から出てくる．このような対応が実に大切なことと筆者は思っている．

ニーズが未達成であっても次にこうしようと提案をもらい，励まされ，何かあればいつでも連絡をくださいと言ってもらうことは，勇気をもらうことになる．一緒に，次のことを語り，考えていく作業は作業療法士の仕事をまっとうするうえで鍵であると思う．

面接事例

作業療法士になって3年目，今から30年前に出会ったAさんの面接は，今も心に残っている．

Aさん．50代男性．脳梗塞による右片麻痺（Brunnstrom Stage 上肢・手 Ⅲ，下肢 Ⅳ），失語症（中等度運動性）

リハビリセンターに入院．職業は大学の文学部の教授．ニーズは復職で，麻痺した手を回復させ，チョークによる板書ができるようになることと，どこにでも歩いていけることであった．

入院されて4カ月後，すなわち退院前，失語症は軽度になり，SLBで歩行が可能になっていた．しかし，懸命にさまざまなことを試みたが，手の伸展の動きが出てこなくて，指屈筋群の痙縮は強く，手は握るばかりであった．麻痺の回復が望めないと判断し，医師に相談．

OT：これ以上，手の回復は望めないと思います．残念ですが，Aさんが希望されました右手でチョークをもって板書することはできません．右手に執着をもつことはやめたほうがよいと思います．あと退院までに3日あります．左手で書字の練習をしてきたと同様に，今度は，左手で板書の練習，講義の練習をしませんか？

Aさん：駄目ですか……
（下を向かれたまま，Aさんは，黙された）

OT：駄目なんです．左手で書きましょう!!
（筆者はなぜか興奮し，頭に血が上って言っていた．Aさんは，厳しい顔のまま黙して出て行かれた．以後，作業療法室に来ることはなく，退院された．なぜ，作業療法士の提案が通じなかったのだろうかと思い悩んだ）

その年の夏，Aさんが毎年されているという伊豆での大学のゼミ合宿の最中に筆者を尋ねて来られた．しっかりした表情で，筆者に会いに来られたのである．

Aさんは,「実は，あなたに言われたあと，考え続けました．屈辱を感じたからです．悔しくてね．教員としての仕事を否定されたようで，口もききたくなく黙って退院をしてしまいました．手が治らないのは仕方がないとも思いましたがね．授業に出たとき，あれもこれもしたいと思っていたけど，体が硬くなり，失語の影響もあって思うように話すことができなかった．ショックでしたよ．ところが学生は,「先生がいることがうれしい．だから，できるところからやってください」と言ってくれました．涙が止まらなかったな．そう，黒板に右手でチョークを使って板書することが私の願いでしたね．あなたはできないといった．今は,小さな白板を用意してもらい,右手にマジックペンを握らせ，左手で包んで両手で書くようにしています．この方法で書いていると，右腕が軽くなり，立ちながら書くことも安定してきました．ただ，たくさんは書けない．ここぞというときだけですね．学生は，板書した私の文字を重く受け止めてくれています」と言われた．Aさんは胸を張って去っていかれた．

Aさんのニーズが作業療法で達成できたかが問われているのに，できなかったのはAさんの麻痺のせいだと思い，さらに，Aさんの沈黙の態度に腹を立てた筆者は,「できないんです……」と言い放ってしまっていた．これは，協業者の態度ではなく，上下関係の者のとる態度である．Aさんの努力をたたえることは思いもよらなかった．Aさんは，自分をコントロールできる方であったのでけんかにもならず，病院への文句も言われず，どうしたら，右手で黒板に書くことができるのかの工夫を考え続け，やってのけられた．若い作業療法士を発奮させようと退院後に訪ねてみえた．Aさんに育てていただいた．

おわりに

作業療法士は当事者の自立・自律の生活再建に役に立ちたいと思っている．そして，作業療法士として育ちたいと強く思っている．最終の面接では，当事者と作業療法士との丁々発止の場になるとうれしい．それこそ，協業者としての信頼関係が育ってきたといえるところである．面接で率直に言えることが大切である．作業療法の経過を振り返りながら，ニーズの実現はどうだったのかを振り返り，しっかり傾聴する[4]．そして，これからどうするかということに多くの時間を割くことが，当事者を支えることにつながる．

面接では作業療法士と当事者の相互の感情が入る．作業療法士自身も常に安定しているわけではないので，誠実であること，やさしくあること，勇気があること[4]が作業療法士を支える．だから，面接を通して作業療法士は鍛えられ，育てられる．ただ，作業療法士一人では難しいニーズもあるので，そのときにはチームでよくよく話し合っておく必要がある．

当事者の家族に会う機会があれば逃さずに話し合う（**表2**）．このような面接を心がけることにより，より自省的な作業療法士に，協調できる作業療法士に，相手のことを少しでもわかろうとする作業療法士に，共感できる作業療法士に，率直に励ましができる作業療法士に育っていけると考える．

■■■ 文　献 ■■■

1）カナダ作業療法士協会，吉川ひろみ（監訳）：作業療法の視点―作業ができるということ．大学教育出版，pp34-66，2000
2）Mary Law, et al，吉川ひろみ（訳）：COPM カナダ作業遂行測定　第 3 版．大学教育出版，2007
3）澤　俊二，大田仁史，他：慢性脳血管障害者の総合的心身機能追跡調査―（第 5 報）カナダ作業遂行測定（COPM）の推移と作業療法士の役割．第 40 回日本作業療法学会，2006
4）澤　俊二，鈴木孝治（編著）：コミュニケーションスキルの磨き方．医歯薬出版，pp2-15，2007

12

家族面接のコツ：身体障害

思いを知ること，対話をすること，支援をすること

澤　俊二
藤田保健衛生大学リハビリテーション学科

はじめに

当事者とは毎日のように作業療法室で，居室で会える．話をしようと思えばできる．しかし，家族と話をしたいと思ってもなかなか来ていただくのが至難なことになっている．医師も看護師も同様な状況にある．家族が休日のときはスタッフも休日であることが多い．ただ，医師の来院要請を家族は重く受け止めるため，そのときを逃すことはできない．医師にこのようなことを聞いてほしいと依頼をすることもあるし，医師の面接の後，さらに，看護師やソーシャルワーカーの面接後になるかもしれないが，作業療法場面をみていただき，短時間だが具体的に話をすることになるかもしれない．あるいは，チームとして，家族に来てもらい，構えて話をすることになるかもしれない．また，住環境整備のおりに自宅でざっくばらんに話ができるかもしれない．

家族面接をどう行ったらよいのか，準備も含めてコツを述べたい．

なぜ，作業療法士は家族面接をするのか

（1）適切に当事者のニーズや家族のニーズを把握したうえで，作業遂行の治療的，教育的な業が遂行できる．当事者および家族に理解してもらうことが肝要になる．そのために家族面接を行う．そして，生活に戻るために，どのようなことが必要か，十分に対話を通して確認する必要がある．

（2）心配する家族に作業療法の状況を適切に伝える．家族は，いったいどうなっているのか，変わってきたのか，家に帰る状況に近づいたのかを知りたいと思っておられる．作業療法士は伝えるための説明責任がある．それから，次にどうするか，どうしたいのかの対話が始まる．

（3）当事者にとって退院・退所後，誰が一番支えになっているか，実感しているかについて考えたことがあると思う．当然家族の支えが一番と考えている当事者が多いと思われるだろう．あたりまえすぎて話にならないと内心思っておられるだろう．筆者もそうであった．しかし，脳卒中の追跡調査：社会支援ネットワークの中の情緒的支援ネットワーク評価をしてみてその見方は変わった．

情緒的支援ネットワーク（以下，情緒ネット）は，人との良好なかかわりを意味し，さまざまな問題があっても積極的に対処しようとする行動や生きがいと有意な関連をもつ．また，情緒

表 1　情緒的支援ネットワーク尺度

あなたを支えてくれる人についてお聞きします．「いる」か「いない」かの一つに○をしてください．「いる」と答えた人は，〔　〕内で該当する人に○をしてください．

→回答例：1．(いる)〔(家族)，友人，その他〕　2．いない

No	質問項目	回答
1	会うと心が落ちつき安心できる人	1．いる〔家族，友人，その他〕　2．いない
2	常日頃あなたの気持ちを敏感に察してくれる人	1．いる〔家族，友人，その他〕　2．いない
3	あなたを日頃評価し，認めてくれる人	1．いる〔家族，友人，その他〕　2．いない
4	あなたを信じてあなたの思うようにさせてくれる人	1．いる〔家族，友人，その他〕　2．いない
5	あなたが成長し，成功することをわがことのように喜んでくれる人	1．いる〔家族，友人，その他〕　2．いない
6	個人的な気持ちや秘密をうち明けることができる人	1．いる〔家族，友人，その他〕　2．いない
7	お互いの考えや将来のことなどを話し合うことのできる人	1．いる〔家族，友人，その他〕　2．いない
8	甘えられる人	1．いる〔家族，友人，その他〕　2．いない
9	あなたの行動や考えに賛成し，支持してくれる人	1．いる〔家族，友人，その他〕　2．いない
10	気持ちが通じあう人	1．いる〔家族，友人，その他〕　2．いない

8 点以上：ネットワークが強い，6～7 点：普通，5 点以下：ネットワークが弱い
（宗像恒次：健康と病気の社会・心理・文化の背景；行動科学からみた健康と病気．メヂカルフレンド社，pp. 1-44，1996）

ネットは，病気の発現や死亡率との相関が高い（**表 1**）[1]．そのため，脳血管障害者における情緒ネットの強弱，および，誰の支援かの推移を知ることは，退院後の生活を推測するうえで重要であると考える．

発病から 3 年間の分析で知ったことだが，情緒ネットは，多くの当事者は確かに良好であり，少なくとも情緒ネットの破綻による疾病の再発や平均余命の短縮の恐れはないと考えた（**図 1**）[2,3]．ただ，家族以外の人間関係が希薄になり，孤立感が深まる傾向が推察された（**図 2**）．すなわち，家族に支えられている，友人に支えられている，その他（職場関係者や地域住民など）に支えられている項目を見ると，圧倒的に家族に支えられているところに偏重していた．友人やその他は極端に少ない．3 者にバランスよく支えられていると感じるからこそ，外に出かけたり，語ったり，仕事をしたり，遊んだりできる．家族に偏重することは，外向きではない．家族の支えがはずれたら途端に精神的支柱を失いかねない．精神的に不安定になり病気が再発するかもしれない．

とすると，家族を長期にわたり安定的に支える存在が必要になる．家族は苦労を分かち合ったリハスタッフをとても支えにしている．調査で訪問をしたおりによく耳にする．面接のおりに，「どうぞ，何かありましたらご連絡をください」と一言添える場であると考える．

事前の準備

1．当事者と家族のニーズを知ること，ニーズの相違に注目しておくこと

カルテ（電子カルテ）を見ると医師の欄に，患者の希望，家族の希望がある．みなさんも注目

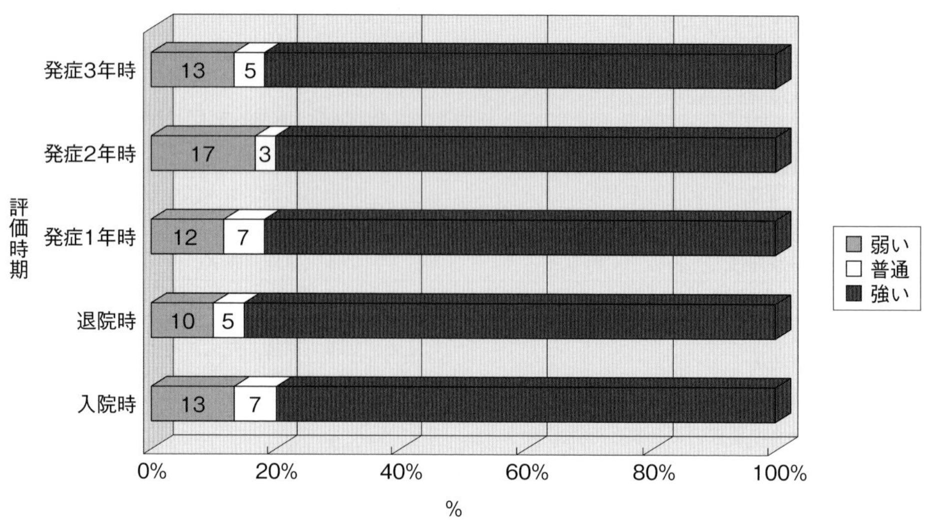

図1 情緒的支援ネットワーク分類の推移

情緒的支援ネットワークの弱い群は常に10%以上はあり，疾病予防の視点からなんらかの助言の必要性がいるかどうかの判断がかかわる側に求められる．

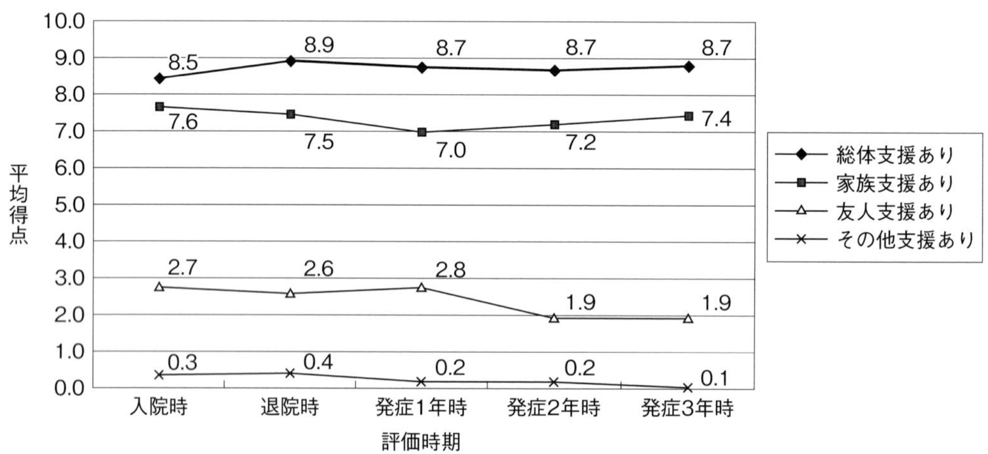

図2 情緒的支援ネットワーク得点の推移

情緒的支援ネットワークの平均得点は各時期で高く（8.5～8.9），情緒的支援ネットワークは強かった．支援者をみると，家族が高く常に7点以上であった．入院時は高く，発症1年目で下がり，その後，増加した．一方，友人は，1年目に上がり（2.8），以後，急速に下がった（1.9）．

して見ていると思う．メモをとってほしい．何を望んでリハ部門に来られたのか，作業療法に来られたのかと．

当事者には当事者のリハニーズがある．作業遂行ニーズがある．と同時に，家族は家族のニーズをもっておられる．その互いのニーズは食い違い，到達点も異なることが多い．むろん，同じところも多い．一般的に家族の希望は低めで，当事者の多くは高めである．脳血管障害の方々の追跡調査で入院時の面接をしたおり，必ずカルテに目を通し，臨んだ．家族の多くは，トイレの自立と移動の自立を挙げる．当事者のニーズも歩行やトイレの自立は多くあり，家族と同じ部分が多いが，職場復帰や車の運転など記載されていることが多い．両者のニーズが一致していれば，ある面スムーズに在宅への退院ができるであろうと予測されるし，相違が大きい場合には，退院する場が在宅ではなく施設であったり，復職への意欲を一気に失い，うつになることもある．

家族のニーズをカルテから知り，当事者のニーズとの相違に注目し，家族面接において情報を得ておくことが大切である．

2．社会的背景を事前に知っておくこと

カルテにおいて看護およびソーシャルワーカーの社会的背景情報をきちんと得ておくことをすすめる．むろん，当事者面接で多くは得ているが，補うこと．不明な点は，ソーシャルワーカーに聞いておくことである．特に家族構成やキーパーソン，住居状況に関する情報は必要である．

3．短時間だからこそ何を聞きたいのか，何を伝えたいのかを決めておくこと

すでに，なぜ作業療法士は家族に面接をするのかで理由を述べた．

(1) 作業療法士は，COPM などを通して作業遂行ニーズ（10 のコツを参照）を明らかにし，作業遂行ニーズに適切に優先順位をつけて当事者と協業でニーズ達成に向けて走り出している．だからこそ，家族の詳細なニーズを聞き，特に相違が大きい場合には確認をしたい．

(2) 住環境も含めて生活地域の社会資源を確認したい．また，どの程度知っているかを確認する．

(3) 障害予後予測をどの程度のところまでとみているのかを確認したい．医師が問うことが多いので医師から聞いてもよいが，特に住環境を考える場合，歩行か車いすかで大きく前提が異なってくる．住環境をしっかりと問う．そこには，どこに帰すかの家族の思いが透けてみえる．

対話の場として家族面接に臨む

家族面接は会話の場ではなく，対話の場であることを強く認識することが家族面接を成功に導くコツの一つである．そして，基本的なコミュニケーション力をもって臨む必要がある．

平田[4]は，会話（conversation）と対話（dialogue）を区別する必要があるという．

「会話」は，親しい人同士のおしゃべり，「対話」は異なる価値観などをすり合わせる行為をさすこと．親しい人同士でも「対話」というコミュニケーションは生じる．「対話」とは「話し合い」である．自分の個性は，対話を通じて初めて見いだすことができるもの，対話とは，「考える個」そして「主張する個」の融合であり，そこからは常に新しいものが生み出されていく[4]．

家族面接は，異なる価値観などをすり合わせる行為であり，常に新しいものが生み出されていく場面と捉えよう．

2つの型のコミュニケーションがある．一つは，シンパシー（sympathy）型コミュニケーションがある．これは，感情移入型コミュニケーションといわれる．同情．相手の気持ちをおもんぱかり，自分の気持ちもおもんぱかってもらえることを前提としたコミュニケーションである．従来の人間関係を扱うときの中心的な考え方であった．

もう一つの型は，エンパシー（empathy）型コミュニケーションがある．自己移入型コミュニケーションである．フィンランド，ヨーロッパの小学校教育で広く行われている．「いくら察しようと努力をしても，結局は相手の気持ちはわからない」という前提に立って，それならば「もし自分がその立場だったら，どう考えてどう行動していくか」ということを考えていくしかないという，ある意味，クールでドライなコミュニケーションの状況分析をベースにしたものである．エンパシーとは，自他の区別を前提としたうえで，意識的・能動的に他者の視点に立ち，他者の立場におかれた自分を想像することに基づいた相手理解のことをいう．価値観がばらばらになっている社会においては，こうしたコミュニケーションの考え方を入れていかないと，人間関係を調整していくことがいっそう難しくなっていくという前提に立つ．「相手の気持ちはわからない」という前提に立つエンパシーという発想が，言語，文化，宗教，伝統，性別，立場などあらゆる「違い」を越えたコミュニケーションにおいては，必要不可欠なものとなる．感性や価値観の違う者同士が，徹底的に議論を尽くす．どちらかが勝つか負けるかではなく，お互いの考え方が変わっていくことを前提として話し合う．妥協することはマイナスではない．互いの意見を衝突させて，前向きに「妥協点」を見いだしていくことこそ，対話の最高到達点であると平田はいう[4)]．

家族面接は，まったく人生の異なる者同士の対話の場である．この2つのコミュニケーションをバランスよく使い分けることが作業療法士に求められる．

さらに，キー・コンピテンシー（Key Competencies；鍵となる力）の考え方を身につけてほしい．面接を通して，自身も成長していくことができる．

OECDが1999年から2002年にかけて行った「能力の定義と選択」（DeSeCo）プロジェクトに生まれた新たな能力概念である[4)]．「言語を適用する能力，他人といい関係をつくる能力，争いを解決する能力，人生計画を設計し実行する能力などが組み合わされた，個人の人生にわたる根源的な学習力」をいう．生涯を通して人は成長し変化するものと捉える．対話は高度なデベートのようなものではまったくない．論理的に考え，論理的に表現するということは，「共に生きる力」を育む教育プロセスの基礎，基本の一部分にすぎない．それは手段であり，目的ではない．まず必要なのは，もっと日常的で，お互いの価値観の違いをすり合わせていくようなコミュニケーションの能力である．

本来，社会で生きてくために必要なのは，共感を得たり，違和感を覚えたりを繰り返しつつ，お互いに粘り強くコミュニケーションを続けていくという力であるはずである．それには，そうしたコミュニケーションの技術だけではなく，1時間でもあきずにキレずに，価値観の違う相手に対話を続けるだけの精神的な基礎体力が前提となる[4)]．

疾病・事故などにより障害を負って生活するという異次元の世界にいる人を支える家族に対応できる，タフなコミュニケーション能力が必要がある．これには「会話」ではなく「対話」ができること，キー・コンピテンシー（Key Competencies）という新たな発想の能力観を身につけること，これが家族面接を支える．

家族の不安を受け止める家族面接に

当事者は，作業療法士などリハ医療を懸命に受ける立場から，いざ，自宅に戻るとき，現実の壁に直面し，2つの苦しみを味わう者が多い．

大田は，中途障害者が退院後に元気を失っていく理由をKJ法（川喜多次郎）を用いて7つに分類した．それは，①生活感覚の戸惑い，②社会的孤立と孤独感，③目標の変更ないし喪失，④獲得された無力感，⑤役割の喪失ないし変更，⑥可能性がわからない，⑦障害の悪化や再発の不安，である[5)]．なかでも「社会的孤立と孤独感」は最も危険で，「閉じこもり」となり，やがて，家族からも孤立してしまい，孤独地獄に陥る．元気になるきっかけは，ピア（仲間）であり，ピア・サポートが有効な手立てを提供する[5)]．家の外に出かける意味を家族に伝える．

そして，南雲は，障害を負って障害者の心に起こる苦しみは2つあるとした[6)]．第1の心の苦しみは,「自分自身の中から湧いてくる苦しみ」である．実存の苦しみと言い換えることができる．第2の心の苦しみは，「他人（社会）に苦しめられる苦しみ」である．人の蔑視，差別，嫌悪，無視の感情・態度をぶつけられる．第1の心の苦しみの受容が,「自己受容」であり，第2の心の苦しみの受容が,「社会受容」である．一般的には，障害受容（心から障害を受け入れること）と言われていることである．リハスタッフは，自己受容の進まない患者に対し，障害受容が進まない患者のレッテルを貼り，問題患者として扱う傾向がある．ここで，患者に,「他人（社会）に苦しめられる苦しみ」を負わせることになる．障害を負った人が元気を失っていく7つの理由の根底に，この2つの苦しみが絡み合い，横たわっているといえる．

7つの心，2つの苦しみの緩和には，家族の支えが一番である．しかし，その家族を誰が支えるのか．家族面接では，支えるのは，今，当事者がかかわるこの施設のスタッフであり，地域のさまざまな資源をもつスタッフであることを強調していただきたい．疾患により，リハ医療は日数制限を厳しく申しわたされている．しかし，社会支援ネットワークの視点からみれば，さまざまなネットワークを提供することが重要になる．あえて，作業療法士もその一人であることを伝えていただきたい．これが家族面接の要諦であると考える．

おわりに

さまざまな制約の中で短時間に行わなければならない家族面接である．どう家族を支えるかに思いを寄せて臨んでいただきたい．家族の思いを全身で受け止めてほしい．家族を操ることが目的ではまったくない．当事者と一緒に生きていく選択を家族に求めることでもない．支える一点で，知恵を出し合い，一緒に考える．限界があることを家族は承知されている．だからこそ，社会で生きる当事者および家族を支えることを強く心に秘めながら家族面接に臨むことが大切になると考えている．

文献

1) 宗像恒次：最新　行動科学からみた健康と病気，メヂカルフレンド社，pp9-10，1996
2) 澤　俊二：障害受容と情緒的支援ネットワーク―支えられていると実感すること―．総合リハ **31**：827-835，2003
3) 澤　俊二，大仲功一，大田仁史，他：慢性脳血管障害者の総合的追跡調査（第2報）―情緒的支援ネットワーク　発症3年までの推移―．第44回リハビリテーション医学会学術集会，神戸，2007
4) 北川達夫，平田オリザ：ニッポンには対話がない．三省堂，pp45-173，2008
5) 大田仁史：新・芯から支える―実践リハビリテーション心理―．荘道社，pp1-140，2006
6) 南雲直二：社会受容　障害受容の本質．荘道社，pp33-48，115-228，2002

13

家族面接のコツ：精神障害・認知症

香山　明美
宮城県立精神医療センター

はじめに

どのような病気や障害をもった場合でも，対象者ばかりでなく，家族にもなんらかの変化や負担が生じる．この変化や負担を家族の力で解決していけるかどうかは，家族全体が危機的状況をどれぐらい抱えられるかによって違ってくると思われる．家族が障害をもった対象者を受け入れて前向きに生きていけるような家族機能をもっている場合はむしろ少なく，家族への支援が必要な場合が圧倒的に多いと感じている．

作業療法やリハを展開していくとき，対象者を囲む家族や環境を客観的に捉えていくことは重要なことである．ともすれば，作業療法士は目の前の対象者や対象者が抱えた障害にのみ視点がいき，その支援にエネルギーを注いでいることが多いように思われる．しかし，対象者の真の意味でのリハは家族や地域等，対象者を囲む環境を正しく理解し，必要であればアプローチしていくことが求められる．家族を含む環境へのアプローチが対象者へ還元されていき，対象者の良い変化につながっていくという循環を理解していく必要がある．

本稿では，このような視点に立ち，精神障害や認知症を中心とする家族支援のあり方を示し，具体的な家族面接の方法も紹介する．

家族のおかれている状況[1)]

統合失調症の急性期における家族は，多くの場合，受診や入院という選択をするまでに，家族の中で本人の症状や状態をなんとかしようと必死で過ごした時期があるはずである．精神科を受診する前に，内科や神経内科等，他科を受診していることも多い．精神科にたどりつくころには，本人・家族とも疲弊しているということになる．まして，精神科の病気にかかるはずがないと本人も家族も思っていることが多いので，精神科の医療機関に対する抵抗があることも多い．

また，家族でなんとかしたいと思って頑張っているうちに，急性症状による行動化で警察沙汰になったり，夜間では救急車により搬送され入院となる場合もある．このような場合，本人にとっては，無理やり入院させられた，強制連行されたという思いになる場合もある．その結果，本人にとって，家族は警察と連携し連行した悪者になる場合も多い．

認知症の家族の場合[2)]，「お金を盗ったでしょ．お金を盗れるのはあなたしかいない！」と物盗られ妄想の対象になったり，義姉たちからは「あなたの対応が悪い」と言われたり，夫も仕事が忙しいから真剣に考えてくれない等，介護者が周囲から理解されない孤独な状態で介護し続ける状況がある．また「毎日，同じことを聞かれ，同じ返事をしなければならない．ついつい，怒ってしまいます」という，ストレス状況があることもわかる．「一時は離婚まで考えました．でも，今こうして要介護5の状態になっても家でおばあちゃんをみたいと思えるのは，嫁いだときとても優しいお義母さんだった，優しくしてもらった思いがあるからだと思う」と語る家族もいる．

このように，対象者と同様に混乱と疲弊していることが多い家族に対して，対象者支援とは別の視点からたいへんな思いや家族の歴史や関係性をていねいに汲み取る作業が重要であり，家族支援の根源的な作業であると感じている．まずは，じっくりと家族の話を聞く面接から始めていく必要がある．

ICFの視点からみた家族支援の重要性

統合失調症をはじめとする精神障害者の家族への疾病教育や対応の仕方，問題解決さらには家族の病気や病気によってもたらされた状況を取り上げていく心理教育の重要性が語られるようになったのは，1990年代に入ってからだと思われる[3)]．疾病を受けた本人だけでなく，家族や治療者をも含む全体を治療のターゲットとするシステム理論や，本人だけでなくかかわる人々がリカバリーしていくことが重要であるという視点である．背景には，家族の疾病への理解度や家族の反応が病気の予後に大きく影響するといった研究があった．家族への心理教育の重要性は，家族教室という形で日本の医療機関や行政（保健所）等で積極的に取り入れられるようになっていった．

ICFの基盤は，心身機能・身体構造，活動，参加，環境因子，個人因子が相互に影響しあっているという視点である．ICFの視点からみた精神障害者と認知症高齢者の状況を**図1**に示す．ここから，精神障害や認知症における環境因子の重要性がみえてくる．精神障害者においては，家族や社会での対人関係のあり方が精神症状に影響したり，認知症の周辺症状に大きく関係しているといわれている．環境因子の中で重要な位置を占めるのが家族である．障害者の在宅生活を支援

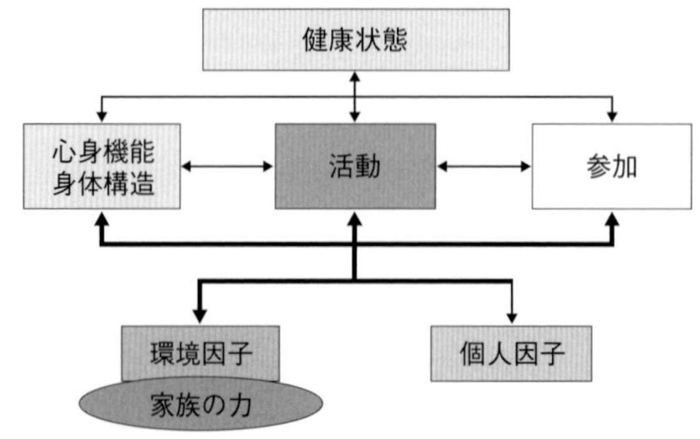

図1 ICFの視点からみた家族支援の重要性

していく場合，家族のかかわり方はもちろん，家族のありようが精神障害者や認知症の症状に密接に関連していることがわかる．

家族支援のあり方

家族支援は疾病教育ばかりでなく，それまでの生活で受けた家族の傷を癒す作業が最も重要なことだといえる．家族状況は経過とともに変化するので，入院した場合は入院時，急性期，退院時と分けられ，その時期ごとに家族支援のあり方が違ってくる．家族支援においてまず大切なことは，疲弊混乱への対応と疾病理解と先の見通しがもてるようになることである．家族支援のポイントを以下にまとめる．

1．疲弊混乱への対応

入院初期には，急性症状や周辺症状に影響された本人の行動への対応で，疲労困ぱいしている場合が多い．本人には隔離室や個室でゆっくり休んでもらう治療を行うので，結果的に家族との面会を避ける場合も多い．この時期に家族には本人と離れていただき，ゆっくり休息をとってもらうことが重要となる．このときに，家族への面会ができない意味について，本人の治療としての意味だけでなく，家族のこれまでのかかわりのたいへんさを共有し，次の段階では家族の協力が重要であることも伝えながら，家族にとっての休息の確保の必要性を説明できるとよい．

認知症の場合も，介護者が一人で抱え，心身ともに疲労困ぱいしている場合が多い．一時的な入院や利用できるサービスを紹介しながら，負担を軽減していく必要がある．その中で，家族が休息やリフレッシュできる時間を確保していける支援をしていく．また，混乱や心理的な疲弊が大きい場合は，家族へ積極的な介入が必要な場合もあるので，多職種連携が重要となる．定期的な家族カウンセリングを実施していける体制をつくっていく必要がある．

2．疾病教育

まず精神科の病気や認知症について，治療やリハについて等，正しい知識を提供することが重要である．また，精神科の病気や認知症に対する偏見や誤解は本人や家族にも多くあり，この誤解を解いていく作業も重要となる．そのためには，胃潰瘍や糖尿病と同様に病気であること，病気の原因と考えられていることについて，治療について，経過について等，わかりやすく家族に伝える必要がある．多くの場合，この作業は主治医が行うが，作業療法士が家族へ補う説明をする場合もある．初期のていねいな説明や対応が，その後の治療への協力とつながるので大切に対応していきたい．

3．希望を見いだす

多くの家族は精神科の病気や認知症にかかってしまったことや入院してしまったこと，いつ治るともわからない等，希望がもてない状況にある．病気であることを伝え，統合失調症はやがて回復していくこと，認知症の周辺症状は軽減していくことを伝えることが重要である．多職種が連携しながら，絶望的な状況にある家族の思いが表出する場を提供し，家族が希望を見いだす作業を同伴していき，前向きな生活の仕方を一緒に考えていけるとよい．

4．ケア会議は家族も入って実施する

ケースカンファレンスやケア会議は本人や家族を支援するスタッフが一堂に会し，目標設定や役割分担を行う．そこに，家族も入って今までの本人へのかかわりを確認し，家族の思いを聞き，家族の希望を語ってもらうことは重要なことである．この体験は，「これだけの方々に応援してもらえると知って安心した」という家族や本人の安心体験となることが多い．本人と家族の思いが食い違っていたり，感情的にうまくいっていない家族にとって，家族と本人が同席しながら，チームの中でその事実を確認し，こじれた感情を修復していく作業も可能となり，家族療法的な役割を果たす場合もある．家族と本人と専門職とで行う家族療法であれば，一人の専門職が担うには重い課題がある場合に，多くの専門職が支援していくことで建設的な意見が出せる場を設定でき，その意義は大きい．

家族面接のあり方

本人のアナムネーゼという意味ではなく，家族のこれまでの思いや希望について時間をかけて聞き，家族が対象者にとってどれだけの協力体制を組める力があるかをアセスメントする．そのための面接をしっかり行い，アセスメントに基づき家族向けの支援計画を立てる必要がある．その計画に沿って，定期的な面接をしたり，情報提供し適切なサービスにつなげたり，家族教室への参加を促していく等，具体的な支援をしていくのである．

1．家族アセスメント

まず，家族の状況を理解するところから始まる．家族アセスメントの項目を**表1**に示す．具体的な導入面接の質問の例を以下に示す．

作業療法士（以下 OT）：○○さんの様子をお聞きし，これからどのように応援していけるか考えていきたいと思います．よろしくお願いいたします．まず，ご家族の構成を聞かせてください．

母：（本人の）父親，私（母親）と本人の3人暮らしです．
（必要であれば，父方，母方の祖父母について，兄弟について聞く）

OT：お父さんのご職業は？　お母さんはお仕事されていますか？

母：（本人の）父親は公務員です．私は専業主婦です．

表1　家族面接項目

1．家族状況（家族構成，関係）
2．家族の疲弊状況
3．家族の病気に対する理解度
4．家族はどのように対処してきたか
5．家族の本人に対する思い・希望
6．家族がサービスに何を期待しているか
7．家族の支え手としての力
8．家族を支える機関・人

OT：今回，○○さんが調子を崩してきた経過をお聞かせください．

母：大学受験に失敗してから，家に引き込もるようになり，私とも話をしなくなり……そのうち，「誰かが家を覗いている，盗聴器がしかけれられている」等と言うようになり，私としてもどうしてよいかわからず，まさか病気だと思っていなかったので，誰に相談してよいかもわからず，お父さん（夫）に相談しても，そんなことあるわけがないと，仕事も忙しいことがあって……涙，…….

OT：そうですか．それではお母さんお一人で対応されてきたのですね．たいへんでしたね．お母さんはどのように対応されてきたのでしょうか？

母：迷うことが多かったです．おかしいと思いながらも，ただ優しい子なので，私を気づかうことを言ってくれることもあったので，だましながらきたような気がします．
（必要であれば，子どものころからどのように成長してきたのか等を聞く）

OT：これから，ご本人にはどのようになってもらえたらよいと思いますか？

母：自分の進む道をみつけていってほしい．できれば大学進学もしてほしい．でも，どうなりたいと思っているのか……父親の意見が強いので，それに従ってきたような気がします．本音を言えないままきたような…….
（本音が言えない状況をもう少し詳しく聞くことで，家族関係が明らかになってくる）

OT：病院に対して，何か希望はありますか？

母：この先どうなっていくのか？　見通しを教えてほしい．先生は忙しそうですし，誰に相談してよいかわからないので…….

というように，聞きたいポイントをおさえながら，家族が話をしていく道筋に沿って，家族の思いを傾聴していく姿勢をとり続けることが必要である．家族面接や本人面接，多職種からの客観的な情報をもとに家族アセスメントをまとめていく．ここで家族への必要な支援計画を立てることになる．

2．家族支援としての面接

上記の家族アセスメントの結果，家族への継続的な支援が必要と判断された場合は，定期的な面接や具体的な支援を実施していく．この場合の面接者は支援チームで役割分担により，臨床心理士が行ったり，精神保健福祉士が担う場合もある．作業療法士が行う場合は，作業療法場面での変化や対応を具体的に伝えやすい特徴がある．時には,作業療法場面を見学してもらってから,面接を実施することも可能となる．

定期的な面接では，まず，家族の思いを十分に聞く作業を行う．これまでの過程でいかに家族がたいへんな思いをしてきたか，家族の苦労をねぎらう必要がある．家族が自分のたいへんさを理解してもらえたと感じることができて，初めてこれからの視点に立てるのである．これからのことを話題にしていく場合も，性急に本人との生活を組み立てていくことはしない．家族が現実的にできることを探ることから始め，サービスによって家族が楽になることもあるので，情報提供も大きな役割となる．やがて，本人，家族が無理のない生活を具体的に組み立てていけるようになる．

3．本人・家族の同席面接

本人と家族との思いの違いが大きい場合や，それまでの経過の中でお互いの気持ちを確認する場があったほうがよい場合等は，本人と家族が同席で面接することが有効な場合もある．家族療法として家族全体をシステムとして捉え，家族全体の変化や成長を促していく視点で実施する場合もあるし，具体的な行動レベルでの問題を解決していくことが重要な場合もある．

本人や家族，それぞれが思っていることを，当事者同士ではなかなか表現できない感情を，第三者が仲介することにより表現が可能となり，お互いの思いを確認するだけで前に進める場合も多い．支援者は，本人，家族どちらの立場に立つのではなく，お互いの立場での思いを表現することを手伝い，本人を含めた家族のありようを客観的に捉える視点が必要となる．

4．家族教室

同じような病気や障害をもつ家族が集まり，疾病を理解し，対応法を学んだりする家族教室は，単に知識を得る場としてだけでなく，「自分だけではなかった」という普遍的な体験をする場としても効果的であることは，これまで多くの報告がある．家族教室への導入も，面接等を通したア

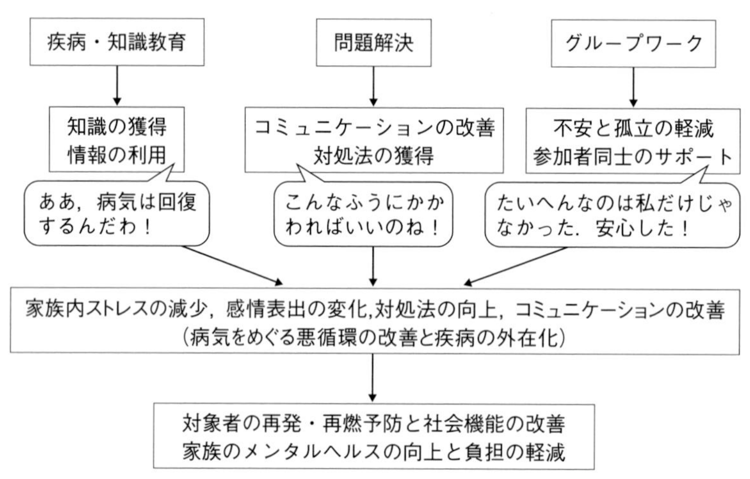

図2　心理教育的アプローチによる家族の変化の概略

表2　家族教室プログラムの例

メンバー数	3，4名～5，6名程度
スタッフ構成	医師，看護師，作業療法士，精神保健福祉士，など
開催頻度	隔週2回を1クール，1時間～1時間半
進め方	前半は病気や薬について知識を医師などが講義する 後半は参加家族が遠慮なく話せる場を提供する
プログラム内容例	第1回　精神科の病気について 第2回　精神科の治療について（薬物療法，リハビリテーション） 第3回　家族の接し方について 第4回　これから利用できる資源について 第5回　体験談を聞く会（当事者もしくは先輩家族） 第6回　家族がいきいきと生きるために

セスメントの結果，家族支援の一部として行う視点が重要となる．家族教室等，家族への心理教育的アプローチによる家族の変化の概略[1]を**図2**に示す．家族教室のテーマとしては，「疾病を知る」「治療を知る」「家族の役割と接し方」「利用できる資源制度を知る」「家族がいきいきと生きるために」等がある．

家族教室の例を**表2**に示す．

おわりに

家族支援の重要性と家族面接の仕方の例を示しながら，アセスメントの重要性も述べた．本人ばかりでなく，家族が多くの問題や当事者だけでは解決できない課題を抱え，家族も支援の対象者であることが多い．病気や障害をもってしまった者は，家族病理を一番表現しやすい人に現れるという見方もできる．対象者にとって協力者という視点ばかりでなく，家族自身が支援サービスの対象者である，という立場で支援していくことで，新たなリハが展開できるものと感じる．

文　献

1）香山明美：急性期における家族支援．香山明美，他（編）：生活を支援する精神障害作業療法—急性期から地域支援まで．医歯薬出版，pp108-110，2007
2）香山明美：認知症の家族支援—認知症の方を抱える家族の負担感軽減のために作業療法士ができることは何か．OT ジャーナル　**40**：127-132，2006
3）野中　猛：心理教育．坂田三允，他（著）：精神看護エクスペール 13—精神看護と関連技法，中山書店，pp57-64，2005

14

発達障害のある子どもと家族を支える家族面接の**コツ**

加藤　寿宏
京都大学大学院医学研究科

はじめに

母親に抱かれた子どもが，扉を開けて作業療法室に入ってくる．子どもも母親も不安な表情を浮かべている．発達障害の作業療法では，子どもと家族との出会いはこのような状況から始まる．

発達障害の作業療法において，家族との連携の必要性を否定する者はいない．その理由は，子どもの発達を支えるキーパーソンとしての家族の重要性を誰もが認めているからである．障害の有無にかかわらず，子どもの発達は家族なしには考えることはできない．家族が育つことで，子どもが育ち，子どもが育つことで，家族が育つ．子どもと家族の育ちは切り離すことができない．そのため，作業療法は子どものみでなく家族も含め支援を行う必要がある．その子どもと家族に適した支援を実現するには，子どもと家族を知る必要がある．その始まりがインテーク面接である．

作業療法が始まれば，面接のみに時間を割くことは臨床の中では不可能である．子どもとかかわりながら，治療の始まり終わりのわずかな時間で家族と話し，その中で支援に必要な情報を聞き，伝えなければならない．本稿では支援時期を３つに分け，それぞれの時期における家族面接について述べる．

インテーク面接

職場により違いはあるものの，発達障害作業療法の臨床現場で，家族とゆっくりと話す時間はほとんどない．インテーク面接は家族からまとまった情報が得られる唯一の機会である．インテーク面接は本書「3　インテーク面接のコツ：発達障害」（18〜30 頁）を参考にしていただきたい．ここでは，最低限把握しなければならないことについて解説する．

1．家族と子どもとの生活における関心事を把握する

臨床現場では，さまざまな障害や背景をもつ子どもと家族に作業療法の処方がおりる．誕生から重度の脳障害があり，生命の危機をなんとか乗り越えた子どもの家族は，作業療法で子どもの発達が促進されることを期待する．地域の幼稚園に通う子どもをもつ家族は，医師からの高機能広汎性発達障害の診断を受け止められないまま，作業療法士と出会う．インターネットや本等で情報を集め，「感覚に問題があるので感覚統合療法を受けたい」といった具体的な支援内容を医師

に要望する家族もいる．

子どもと家族の背景は一人ひとり異なるが，作業療法士が面接で把握すべきことは，家族と子どもの生活における関心事である．面接で作業療法士が，家族と子どもの生活について焦点を当てることは，作業療法士がどのような支援を行う職業なのかを家族に伝えることになる．さらに，作業療法士との出会いが，家族が子どもの診断名や病気に関心を向けるのではなく，生活，集団・社会参加に視点を移す，最初のきっかけとなることもある．

2．家族のパーソナリティを把握する

家族との連携をうまく進めるには，家族の個性を生かさなければならない．発達障害の作業療法は，家族が家庭で自信をもって子どもを育てられるよう支援することが重要である．そのためには，家族のパーソナリティを生かした適切な家庭での支援プログラム（ホームプログラム）が必要となる．家族のパーソナリティを把握するには，インテーク面接だけでは不可能である．期間をかけて，家族と話すことでわかることも多いが，最も参考となるのは，家族と子どもとのかかわりの場面である．

筆者は作業療法場面に一緒に参加してもらうことや，作業療法が始まる前の子どもと家族とのかかわり，兄弟姉妹とのかかわりを参考にしている．パーソナリティを考慮した適切なホームプログラムは子どもと家族の関係を豊かにし，子どもの発達ばかりでなく，家族が子どもを育てていくうえでの成功体験となる．成功体験の積み重ねは育児の自信へとつながる．不適切なホームプログラムは，育児の失敗体験となるばかりでなく，作業療法士との信頼関係を壊す原因ともなる．

3．家族の生活時間を把握する

三間表等を用いて家族の生活時間を大まかに把握することは，インテーク面接において重要である．しかし，より細かな生活時間は家族のプライバシーにかかわるため，初対面のインテーク面接時に聞くことは難しい．信頼関係を築きながら聞いていくことが望ましい．

生活時間の中で，まず把握したい時間は，子どもと家族が生活空間を共にしている時間である．この時間を子どもと家族が，身体的に接触している時間と接触していない時間とに分け，さらに接触している時間は，食事や更衣，入浴等の身辺処理や吸引，体位変換等の医学的処置等，必ず接触しなければならない時間と，必ずしも接触しなくともよい時間に分けて把握する．

子どもと家族との関係で重要なのは，「必ずしも接触しなくともよい時間」であり，家族全員の楽しい遊びやコミュニケーションの時間となる．また，我慢することが多い兄弟姉妹が両親からしっかりと目を向けてもらえる，育児から解放される等，家族にとっては非常に意味がある大切な時間である．重度な運動障害や知的障害がある子どもの家族に，「接触しなくともよい時間」をもつことを目的とした支援は作業療法の重要な目標となる場合もある．

作業療法が始まってから

1．適度な緊張感を常にもち続けるための面接

発達障害の作業療法は，年齢により子どもの生活障害が変化するため，その時々に応じた支援が必要となる．そのため，他の領域と比較し，支援が長期間継続する場合が多い．長期にわたり同じ作業療法士が子どもと家族を担当することは，子どもと家族の発達・成長を知ったうえで支援ができるメリットがある．

しかし，関係が長くなればなるほど，互いの緊張感は薄れてくる．あってはいけないことではあるが，支援プログラムがなんの根拠もなくマンネリ化する場合も多い．これを防ぐには，治療の前後に短時間であっても家族と話す時間を意識的につくるとよい．自分が行った作業療法の目的，子どもの様子を話すことで，実施した支援プログラムを振り返ることができる．作業療法の終わりのわずかな時間での家族と作業療法士のやりとりを**表1**に示す．作業療法士は家族からみた作業療法中のＡくんの様子を聞き，フィードバックをもらったうえで，治療選択（なぜＡくんにフレキサースィングを用いたか）の理由を家族に伝え，さらに，以前に家族から聞いていた，学校での様子もあわせながら，実施した作業療法の説明をしている．作業療法，特に感覚統合療法は目的と手段との関係が明確でないため，何を目的に治療を行っているのかが家族にとってわかりにくいことが多い．そのため，作業療法が長期にわたると，治療手段（例：スィングにうまく乗れること）が，治療目的にすり替わってしまう危険性もある．面接は作業療法士が行った作

表1　Ａくんの家族との面接

7歳のＡくんは，地域の通常学級に在籍する小学校２年生．診断名は注意欠陥多動性障害．家族の主訴は，多動，注意集中の困難さである．作業療法では感覚統合療法を用いて支援を行っている．
OT：今日は，いつも行っているＡくんが好きなボルスタースィングやプラットフォームスィングでなく，フレキサースィングにしがみついた状態で揺れながら遊びました．いつものＡくんの様子と比べてどうでしたか？
家族：いつもは，自由に動いて，次々，遊具をだしてしまったり，じっとできなかったり．揺れている遊具に乗っていても，落ち着きがない感じでしたが，今日は，一つの遊具でしっかりと遊べた感じがします．
OT：手を離してしまうと遊具から落ちてしまうという，フレキサースィングの特性も良かったかもしれませんが，遊具にしがみつくことで，体から入る触覚や筋肉や関節からの運動の感覚がわかりやすくなったことで，遊びに集中できたかもしれませんね．しっかりとしがみつくことで体全体に入る触覚や運動感覚は，Ａくんの脳を落ち着かせる作用があると考えています．以前，学校で休み時間になると教室の後にある空きロッカーに入っていると，お母さんから聞いたことがありますが，そのことも同じ作用があると思います．ロッカーのような狭い所に入ると，体が包み込まれ体全体に触覚や運動感覚が入ります．Ａくんは授業中のストレスを軽減し次の授業の準備に備えて，ロッカーに入っているのだと思います．
家族：そういえば，今もあるのですが，時々思い出したかのように，押し入れの布団の間に入っていたりします．常に動いているので疲れたときに，そうしていると思っていましたが，脳を落ち着かせるとは思っていませんでした．
OT：押し入れの中に入るということは，Ａくんにとってとても大切なことかもしれませんね．押し入れに入ることで，体に触覚や運動感覚をたくさん入れて，自分の脳を落ち着かせているのでしょう．OTの中でも，そのような感覚を積極的に取り入れた遊びをしていくようにしましょう．
家族：触わる感覚や運動感覚がＡの落ち着きにとって大切であるということがわかりました．

業療法の根拠と，その支援が子どもの生活とつながっているのかを，家族とともに再確認する重要な時間である．

さらに，筆者は時々，行った支援の内容が適切であったかどうかを，家族に聞くことがある．関西の文化かもしれないが，このときはこうしたほうがよかった，もっとこうしてほしい等，適切な助言をもらうことができる．

個別支援を行っている作業療法士は，家族にホームプログラムを提案することが多い．ホームプログラムは，子どもの感覚，運動，認知，興味のみでなく家族の関心事，パーソナリティや生活時間を考慮した，家族も子どもも負担なく実現できるものでなければならない．作業療法士が家族にホームプログラムを提案した場合，うまく実現できたか否かを，次の作業療法のときに確認しなければならない．このとき，うまくできないことをできないと言ってもらえる家族と作業療法士との関係が必要となる．このような家族との関係は一朝一夕にできるものではないが，支援やホームプログラムがうまく実現できない責任はすべて作業療法士にあることを心にとめておくだけで，家族との関係性は変わる．

2．子どもの生活の変化を捉え続けるための面接

子どものかかわる対象(人と物)，空間は障害の有無にかかわらず年齢により変化する．保育所，幼稚園へ入園する，学年が変わり担任，クラスの友達が新しくなる等，子どもの生活が変化したときには，家族と話す時間を多くもち，子どもの様子や家族の関心事を再確認する必要がある．子どもが新しい生活に適応が難しい場合や，家族の不安が強い場合は，時間的に余裕がない個別作業療法の時間ではなく，面接時間を別に設定し，家族からゆっくりと話を聞くとよい．

子どもが家庭を中心とした生活から，通園施設，保育所，幼稚園等の集団生活に入ると，家族の関心事はより現実生活に即した具体的（たとえば，保育所ではスプーンや箸の使用，更衣，描画，鉄棒，縄跳び，小学校では授業態度，教科学習，当番活動，鍵盤ハーモニカ，リコーダー，定規の使用等）なものとなる．作業療法士が提案する支援も環境調整を含めた具体的かつある程度の即効性があるものでなければならない．

兄姉がいる家族の場合は，年齢により子どもの生活がどのように変化するのか，周囲からどのような課題が要求されるのか等，将来に対するイメージをもちやすい．しかし兄姉がいない家族の場合，実際場面に直面してからの訴えとなる場合が多い．作業療法士から将来を見据えた課題と，それに対する支援計画を家族に提案することも必要となる．

3．自分の子どもの育ちを見続けるための面接

子どもの生活空間が広がり，かかわる人が増えれば，家族も同様にかかわる人が増える．通園施設や保育所，幼稚園等で，家族同士の結びつきが出てくると，自分の子ども以外の子どもと遊ぶ家族の姿が見られるようになる．このようなかかわりは，画一的となりがちな家族と子どもとのかかわりを見直すきっかけとなる場合も多い．しかし，その反面，自分の子どもと比較することで，子どもに対する否定的な感情が生じることや，ほかの家族が子どもとうまく接している姿を見ることで，親としての自信をなくしてしまう場合もある．作業療法士は，ほかの子どもやほかの家族との比較ではなく，自分の家族，子どもの成長・発達を感じとれるよう支援をしなけれ

ばならない．

作業療法の特徴である心身両面からの支援は，家族が自分の子どもの育ちを見続けることができるようになることを可能とする．たとえば，運動障害がある子どもの家族の最初の関心事は，座れるようになるか，歩けるようになるか等，運動発達に関することが多い．作業療法が運動発達の促進のみを目的とした支援を行えば，家族も子どもの成長・発達を運動発達という限定された枠の中で捉えてしまう可能性がある．重度な運動障害がある子どもの運動発達には限界がある．

作業療法士はヘッドコントロールや上肢の支持能力の発達促進等を目標に支援を開始するが，その手段として作業活動を用いる．作業活動は子どもの主体性，自発性を引き出すために，運動機能のみでなく，感覚，知覚，認知や興味，関心等，多面的な分析，評価から選択される．その作業活動を用いた作業療法の中で，ヘッドコントロールは十分ではないがおもちゃをよく見るようになる，遊びの中で表情が豊かになる，好きな遊びが多くなる，話しかけに対し表情で反応するようになる等，運動機能以外の子どもの成長・発達がみられる場面がある．そして，その場面

表2　Bくんの家族との面接

5歳のBくんは，大学病院に入院している．診断名は脳性麻痺で筋緊張は全体に低い．24時間酸素吸入が必要であり，栄養摂取は鼻腔栄養である．姿勢を抗重力に起こすと血中酸素濃度が下がるため，臥位で過ごすことが多い．自発的な四肢の運動は乏しく，視覚刺激に対する反応も明確ではない．おもちゃはガラガラなど乳児用の音の出るものを家から持参していた．作業療法は遊びを通し，Bくんの潜在能力を評価することを目標とした．

この日は，作業療法士がお寿司とウルトラマン，怪獣のおもちゃを持参し，ベッドサイドで作業療法を実施した．作業療法士はBくんの手をとり，ほぼ全介助ではあるが，お寿司のネタをご飯にのせて握り，お母さんに食べさせる，ウルトラマンと怪獣を両手に持ち戦わせる活動を行った．

OT：今日の遊びは，表情の変化がはっきりわかりましたね．

家族：注射とか点滴をうつときの，泣いたり，不機嫌な表情はたくさん見てきましたが，楽しい表情はあまり見ることができなかったのでとても嬉しかったです．私と遊んでいても，あまり表情が変わらないので，遊び甲斐がなくて．

OT：お寿司のおもちゃを使って遊んでいたとき，ネタの種類により表情が違っていましたね．マグロとエビが特に良く，口を動かしていたようにも思うのですが，Bくんは生まれたときからずっと鼻腔栄養なので，お寿司は食べたことはないですよね．

家族：口から食べたことは一度もないのですが，そういえば，家にいるときに，よくお父さんがお土産にお寿司を買ってきて，Bの目の前でお寿司を見せながら食べていました．お父さんも食いしん坊なので，Bも食いしん坊かもしれませんね．

OT：医師から目はあまり見えていないかもしれないと聞いていたのですが，今日の様子からは，見えているだけでなく，かなり区別していて，以前見たもの，経験したものであれば，どんなものかも知っている可能性がありますね．運動は思うようにできないかもしれませんが，わかっていることはたくさんあると思って，年齢相応の遊びをしてあげたほうが楽しめるかもしれませんね．

家族：今まで，運動の能力に合わせておもちゃや遊びを選んでいたかもしれません．お兄ちゃんだと思って，いろいろな遊びを試してみます．

Bくんの家族の関心事は，Bくんの生命を守ることであった．これは，重度の運動障害がある子どもを育てる家族にとって最優先されるべきものである．しかし，そのことが，知的な潜在能力に気づくことが難しくなる原因となっていることも多い．子どもは環境に自らの運動を通してはたらきかけるが，はたらきかける手段としての運動が制限されれば，環境に対して反応していないかのように見える．お寿司のおもちゃをきっかけにして，Bくんのベッドにおかれているおもちゃは変化をした．大好きなお寿司のおもちゃ，テレビヒーローが使う鉄砲や刀，仮面ライダーの人形，飛び出す絵本など，5歳の男の子を象徴するものとなった．

は家族と共有している．

支援のあとのわずかな時間ではあるが，関心事のみでなく，共有できた子どもの成長・発達を感じられる場面を家族へフィードバックすることは，子どもの成長・発達を多面的に捉えるうえで，重要である．まとまった面接の時間がなくとも，場を共有したあとの時間は，たとえ話す時間がわずかであっても家族支援において非常に意味のある時間となる．子どもの適応反応，適応行動を共有しながら，面接することができる作業療法士は，発達障害の支援を行う多くの職種の中で，最も家族の信頼と同意を得ることができる職種である．家族との具体的なやりとりを**表2**に示す．

4．身体活動を通した面接

作業療法士は，遊びや身辺処理等の作業活動で子どもに成功体験を保証しなければならない．子どもとの成功体験は家族との信頼関係を築くうえでも重要である．しかし，家族が作業療法士にすべてを任せている状況は，子どもと家族の自律と自立を妨げることになる．生活の中で家族が子どもの成功体験を積み重ね，家族が自信をもって子どもを育てていけるようになることが支援の目的である．作業療法士は実際の子どもとのかかわりの中で家族支援ができることが特徴である．

運動障害がある場合，子どもが遊びやすい姿勢や衣服の着脱の仕方等を実際に家族にしてもらいながら支援を行うとよい．自閉症の場合，粗大な感覚運動遊びを用い支援を行うことが多い．このような場面に参加することは，大人としてためらいがあることも多いが，家族も一緒に遊ぶことで，子どもがどのような遊びが好きなのかを体感してもらうことができる．

一般的に面接は言葉を介して行われる．しかし，作業療法は言葉だけでなく，身体活動を通した面接ができることが大きな特徴である．身体活動を通した面接は，家族が育児をより具体的，現実的なものとし，家族が自信をもって子どもを育てていくために不可欠である．

作業療法終了時

発達障害の作業療法の終了は他領域に比較し，あいまいなことが多い．最近は決められた期間や回数によって，いったん作業療法が終了となることもある．作業療法終了時の面接について述べる．

1．ホームプログラムの提案

ホームプログラムの提案は作業療法開始と同時に始まる．そして，子どもの発達状態や家族の関心事の変化に伴い変わっていく．作業療法終了時にも，子どもと家族がより充実した生活が過ごせるようホームプログラムを提案する．終了時には，多くのホームプログラムを提案するのではなく，子どもの将来を見越して優先順位の高いものを選ぶことが必要である．たとえば運動障害がある場合，将来にわたって運動機能を維持するために，筋緊張の亢進や変形拘縮を予防するホームプログラムを提案することが必要となる．自閉症児の場合，生活の中で家族と一緒にできる活動（家事の手伝い，遊び）のほか，家族が安心して目を離せる，一人で遊ぶことができるホームプログラムを提案するとよい場合もある．

2．つなぐための面接

作業療法士との信頼関係が強ければ強いほど，支援の終了は，たとえ一時的であったとしても，家族にとっては不安である．しかし，支援が長期にわたり，リハ（作業療法）に依存する状況は，経済的にも家族と子どもの自律と自立においても望ましいことではない．いったん作業療法が終了となっても，子どもの生活が変わり，子どもと家族に新たな関心事ができれば，作業療法の必要性が出てくる．そのときには，作業療法が再開できることを約束（施設によりシステムは異なる場合があるかもしれない）し，終了するとよい．

おわりに

発達障害がある子どもと家族を支える家族面接のコツを，3つの支援時期に分け述べた．発達障害作業療法の家族との面接の特徴は，言葉による面接ではなく，子どもと家族との実際のかかわりや共通体験を通して行うことである．作業療法の実践が伴わない面接は，口だけの解説者であり，子どもと家族からの信頼を得ることはできない．家族の個性が生き，自信をもって，楽しく子どもを育てていくことができるためには，家族との良き連携が必要であり，それを育むものは実践を伴った作業療法の面接である．

文 献

1）加藤寿宏，他：発達の障害と集団プログラム．鎌倉矩子，他（編）：ひとと集団・場　第2版．三輪書店，pp162-177，2007
2）加藤寿宏：発達障害における連携と工夫―子どもを支える家族との連携．臨床作業療法　**5**:214-218，2008

15

面接の流れ：身体障害

松本　琢磨
神奈川県総合リハビリテーションセンター

身体障害領域における評価面接・作業面接は，患者の治療・支援計画を導き出すことが目的となる．そして定期的に治療経過を振り返る面接を行い，機会を設けて家族および支援者にも面接していくことは大切である．今回，身体障害領域の面接について，頸髄損傷事例を通して一連の流れを紹介していきたい．

事例は当センター更生施設入所中のC6頸随損傷者（50歳，男性，受傷歴1年6カ月，Zancolliの分類：C6B3）である．入所期間6カ月を残して担当作業療法士の変更を余儀なくされたため，新規担当作業療法士が後半に向けて面接を実施した．

インテーク面接

インテーク面接では，最初に人事異動に伴う担当作業療法士の変更に対する謝罪を伝えるとともに簡単な自己紹介と挨拶を行う．

評価面接

評価面接では，残された入所期間での希望やニーズを確認するとともに，今までの経過や現状を知ることを目的とした．

1．一般情報

すでに持ち家出入り口の改修は済んでおり，訪問看護と入浴サービスを利用しながら高齢な母親と同居していた．今後は姉夫婦も同居する予定であるが，できるだけ家族の世話にならず「自立した生活をしていきたい」という目的で更生施設に入所した．現在作業療法では，ROM訓練，ストレッチ，座位バランス訓練を中心に，体力アップと日常生活動作の自立に向けてアプローチを受けており，将来的には自動車運転の希望をもっている．

2．主　訴

「手伝ってもらっていること」は，下衣（ズボンや下着，靴，靴下など）の着替え，トイレ動作（トイレ便座への移乗や着替えなど），入浴動作（洗い台への移乗や浴槽の出入りなど）である．「現在できていること」は，車いす駆動，机上動作（食事や髭剃りなど），上衣の着替え，移乗動作（ベッドへの側方移乗や足上げなど）である．「もう少しでできそうなこと」は，未経験である

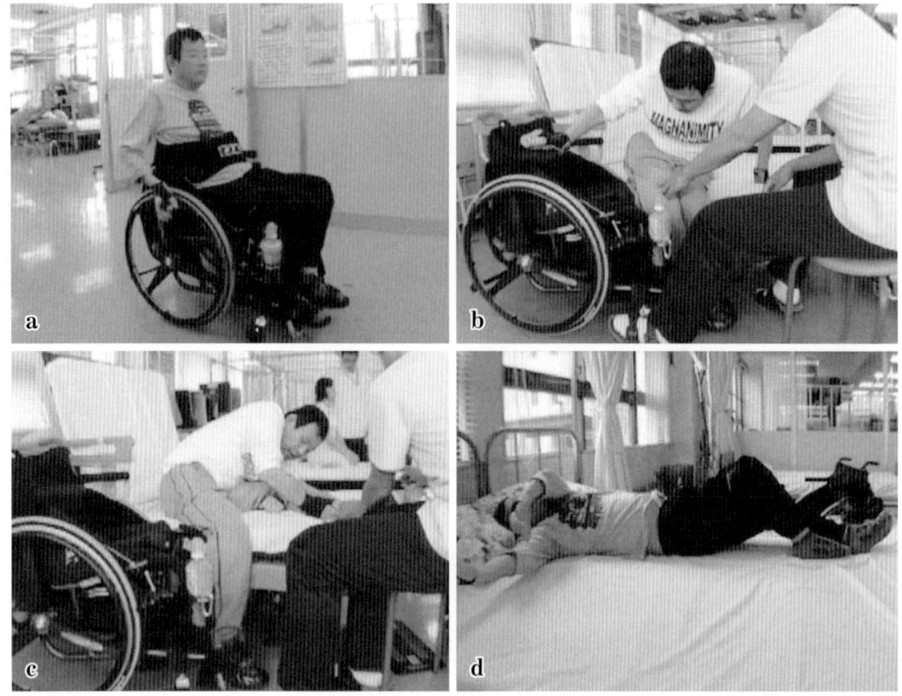

図1 作業面接：見てみる

a．車いすの駆動姿勢
b．ベッドへの移乗動作
c．前屈姿勢での足上げ動作
d．寝返り動作

が自動車関連動作（運転席への移乗と車いすの積み込み）と考えている．事例の自立生活への積極性や困難に立ち向かう姿勢は確認できたが，下衣の着脱が未自立なことに疑問が残った．

作業面接

事例が実施している日常生活動作の中で，以下の理由から優先順位の高い動作を実施してもらった．まず日中の大半を過ごす，①車いす姿勢や駆動状態を見ること，自動車関連動作への発展に向けて，②現在のベッド移乗と足上げ動作を見ること，下衣の着脱に必要となる，③寝返り動作と足上げ動作の分析および介入をすることとした．

1．見てみる

車いす姿勢は，骨盤後傾位で脊柱後弯が強く，頭頸部の屈曲と肩甲帯の挙上，内旋でバランスを保持しており，車いす駆動時にはいっそうその傾向は強まる（**図1a**）．ベッドへの移乗動作は，両上肢で体重を支えながら，前方への反動と肩甲帯のねじりを使って，殿部の挙上と側方移動を行う（**図1b**）．そのため前方に転倒することも多く危険性が感じられた．ベッド上への足上げ動作は，ベッド端座位ではバランスを崩して倒れ込んでしまい，前屈姿勢になって強引に上げようとする（**図1c**）．寝返り動作は，上肢の力強い振りと下肢の屈曲痙性を利用して寝返っている（**図

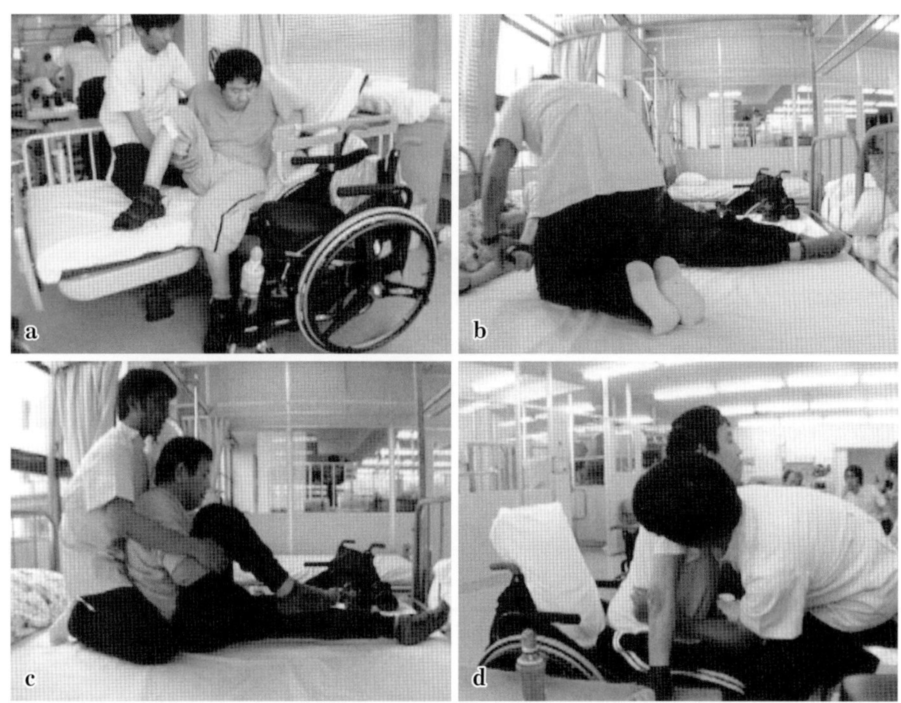

図2　**作業面接：触れてみる・一緒に動いてみる・変えてみる**
a．ベッド端座位活動
b．寝返り誘導
c．足上げ動作でのバランス保持
d．プッシュアップ動作の介助誘導

1d）．日ごろから残存部位は過活動となり，麻痺部分は硬く固定的な状態となっている印象をもった．

2．触れてみる

ベッド端座位は，両上肢の支持が不可欠となるため，足上げ動作時に片手でさえも自由になることはない．事例は殿部支持面の情報をもとに動いていないため，体幹内部の微妙なバランスがとれていない（**図2a**）．そのため不意にバランスが崩れると，下肢の痙性（バランス反応）が出現してしまい，筋緊張が亢進して足上げ動作を阻害してしまう．そのため下衣の着脱動作を避けていたと思われる．

3．聞いてみる

事例は「胸から下の麻痺部分はまったくわからないし頼りにならない」と認識している．「首を折る前は，何でもスポーツにチャレンジしていたのに，今はどう動いていいかわからない」と自分自身の身体環境の変化に適応できていない状況であった．

4．一緒に動いてみる

5．変えてみる

事例の座位バランスは非常に悪く，いわゆる残存部位と麻痺部位が乖離して，協調的に動けない印象をもった．そのため腹部や骨盤下肢の麻痺部位の重さやつながり，動かし方など一緒に動いてみて，①はたして麻痺部位はわかる（知覚する）か，②残存部位主体の動作パターンを変えてみることができるか，治療者は徒手的に介入してみる．まず寝返り動作では，全身をひとかたまりに扱うのではなく，分節的に麻痺域をコントロールするように一緒に動いてみる（**図 2b**）．そうすると下肢の痙性の出現が少なくなり，骨盤の動きなど麻痺部位の状況がわかるようになっていく．また足上げ動作では，下肢の重みと上半身の重みのバランス調整を事例自身でコントロールする経験をしていくと自分の身体に気づいていける（**図 2c**）．そしてプッシュアップ動作を通して，頭頸部から骨盤下肢までの麻痺部位のつながりと運動を意識できるように介助誘導を行う（**図 2d**）．これらの作業療法士の誘導（ハンドリング）による手の感触は，患者の自立の可能性や時期を見極める有効な情報となる．そして誘導している手を緩めたり離すことができれば，患者は自立していけることとなる．

治療経過を振り返る面接

下半身の筋緊張を高めないで寝返ることができたり，脊柱や骨盤下肢に運動が拡がるプッシュアップ動作ができるなど，残存部位と麻痺部位が協調できるようになり，全身運動への発達が図られている．こうなると日常生活動作は安定して可能となり，ベッド移乗時の危険性も減っている．寝返り動作や足上げ動作，プッシュアップ動作も安定してできるようになったため，下衣の着脱は自立して，自動車運転の可能性も感じることができている．さらに驚くことに，下肢のわずかな運動や便意も出現してきており，今までの残存部位主体の姿勢動作を全身的な姿勢動作に変えることで，新たな潜在能力を発見できたことに当事者自身が喜んでいる．

家族面接

治療経過を振り返りながら予後予測を立てて，今後の治療・支援計画などを伝える「家族（支援者）面接」はとても大切である．事例の入所期間（残り 6 カ月）中の計画としては，前半は①ベッドでの下衣の着脱（**図 3a**），②ベッド移乗および足上げ動作の安定性向上（**図 3b**），中盤は③トイレ・入浴動作の自立向上（**図 3c**），④自動車関連動作の自立（**図 3d**），終盤は⑤自動車の購入と改造指導，⑥トイレ・浴室改修プランの作製を目標として，本人ならびに家族（支援者）に，治療・支援計画について説明を行った（**図 4**）．このように目標を明確にして共有することで，当事者自身は目的意識を高くもちながら過ごせるようになり，家族（支援者）は在宅生活に向けたイメージをもつことができ，在宅復帰の準備を協働して実施することが可能となる．

まとめ

頸髄損傷事例を通して，身体障害者領域における一連の面接の流れを紹介した．日頃の臨床活動がいつも貴重な面接場面であり，必要に応じて治療や支援計画を修正していくことが大切であ

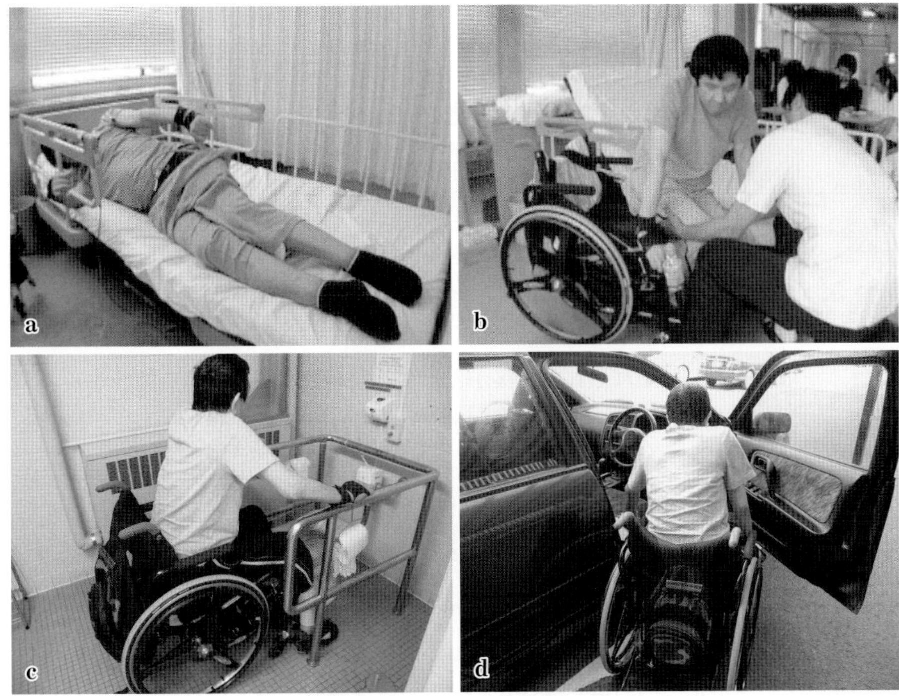

図3 事例の治療・支援計画

a．下衣の着脱
b．ベッド移乗
c．トイレ移乗
d．自動車移乗

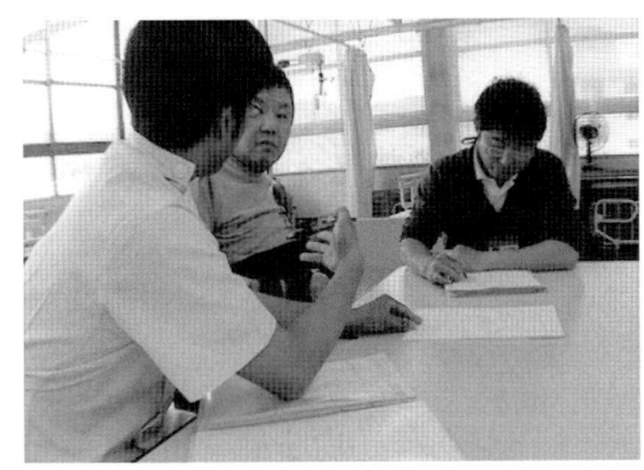

図4 家族（支援者）面接場面

る．また，患者の治療経過や今後の計画などを患者・家族（支援者）に伝えながら，目的意識を高くもち協働して進めていくことが，よりよい治療支援を実現することに役立っている．時には，今後の進路や生き方，家庭のことなど，お互いの立場や年齢を超えて話し合うこともある．臨床の醍醐味を感じつつ，今後も患者・家族と真剣に向き合う時間を大切にしていきたい．

16

面接の流れ：精神障害

香山　明美
宮城県立精神医療センター

ここでは，一事例を通してそれぞれの面接がどのように展開されるのかを紹介する．

紹介するAさんは，初発の統合失調症で入院した．薬物療法と隔離室対応で症状は8日ほどで軽減し，11日目にAさんの希望で作業療法を開始した．当初の作業療法の目的は，Aさんの漠然とした不安を軽減する役割があった．何かしていないと不安だというAさんに取り組める作業を提供しながらAさんに寄り添う関係を構築していった．

手工芸が好きなAさんは，ほぼ毎日作業療法に参加し，ビーズ細工を中心に作品づくりに熱中していった．その中で，Aさんは，母親に対する不信感を訴えるようになったが，心理教育プログラムに参加することで病気の知識が得られことも契機となり，徐々に自分のこれからを考えることが多くなっていった．

入院前からの課題であった，自分にあった仕事を探すことや親からの自立を目指していくことを確認し，そこを目指しながらもとりあえず，自宅退院を自ら選び，3カ月後に自宅へ退院された．

3カ月間の経過を**表1**に示す．

Aさんへの作業療法を具体的な面接場面も交えて紹介する．

Aさん．19歳．女性．統合失調症

入院までの経過：高校卒業後アルバイトをしながらやりたいことを探していた．X－6カ月ころより環境問題が気になり出し抑うつ状態となった．その後クリニックを受診し，抑うつ状態として処方を受けるが，一度だけで通院せず，自室に引きこもる生活が続いた．X日，幻聴に左右され，近くの池に裸で入水しているところを発見され保護され，救急車にて当院受診し入院となった．隔離室にて薬物療法を開始し，数日で症状は安定し，X＋8日目に個室へ転棟となり，X＋11日に作業療法が開始となった．

インテーク面接

インテーク面接は，病棟の面会室で行った．Aさんは，少し緊張した表情で，作業療法士の説明を聞き始めた．

表1　Aさんの支援経過

	X日〜	X+7日〜	X+11日〜	X+18日〜	X+1M〜	X+2M〜	X+3M
日常生活の変化	・入院 ・隔離室で対応 ・陽性症状は数日で消退	・個室へ転室 ・暇だと言い出す	・作業療法開始 ・看護師による同伴散歩開始	・病棟で他患との交流がみられる ・食事をデイルームでとれるようになる ・4人室への転室	・他患との交流盛ん ・仲の良い他患者と散歩 ・土日の活動を希望	・退院後に利用できるグループホーム等の情報提供を希望	退院
薬物療法	・リスペリドンによる陽性症状対応 ・ソワソワ感の出現	・オランザピンへの変更 ・ソワソワ感の減少	──────→	・背中の痛みの自覚 ・オランザピンの増量	・不安時薬の追加	・背中の痛みの軽減	
作業療法などの支援			・オリエンテーション ・病棟では音楽鑑賞，ビーズ細工への取り組み ・早期心理教育への参加	・午前はほぼ毎日手工芸，午後は音楽，運動等に参加 ・オープンな心理教育に参加	・午前は手工芸，午後は音楽，手芸，運動と毎日参加 ・活動中に母親のこと，これからのことで悩んでいることを表出	・休息のとり方を自覚できるようになり，休むこともできる ・退院後の母との付き合い方や過ごし方を話し合う	
家族支援			家族への来院依頼	主治医，作業療法士，精神保健福祉士による病気の説明等	──────→	家族教室への参加	
面接経過			インテーク面接 家族面接	評価面接	振り返り面接		退院時面接

OT：はじめまして，これから，Aさんを担当させていただきます作業療法士のBと申します．よろしくお願いいたします．

Aさん：よろしくお願いいたします．

OT：今日は，C先生から作業療法の依頼が来ましたので，作業療法についての簡単な説明とAさんの生活の様子を聞かせていただきたいと思います．

Aさん：はい．わかりました．

OT：Aさんは入院されて何日になりますか？

Aさん：10日目ぐらいだと思います．

OT：入院生活で困っていることはありますか？

Aさん：何もやることがなくて暇で困ります．

OT：作業療法について先生からどのように聞いていますか？

Aさん：私が暇でしょうがない，何かやることはないか，と先生に言ったら，じゃあ作業療法に参加してみますか？　と紹介されました．私は手芸が好きなので，手芸がしたいと先生には言いました．

OT：わかりました．手芸というと具体的にはどんなものが好きですか？

Aさん：プロミスリングとかビーズでブレスレットを作るとか，家でもやってました．

OT：作ることが好きなんですね．

Aさん：何かしてないと不安なんです．

OT：そうですか．夜は眠れていますか？

Aさん：夜中に目を覚ましますが，最近，眠れるようになりました．

OT：食事はおいしく食べられますか？

Aさん：最初は味がしませんでした．まだ，おいしいとは思えませんが，味を感じられるようになってきました．

OT：そうですか．少しずつ回復してきているようですね．A さんの今の様子を聞かせていただきましたが，暇な時間に手芸をやってみたい，というご希望ですので，取り組める活動を探すところから始めたいと思います．今日ははじめてお話を聞く時間を作っていただきましたが，これから作業療法の計画を立てるためにあらためてお話しをする時間を作りたいと思います．よろしくお願いいたします．

インテーク面接を通して，入院生活に対する漠然とした不安に対応するために，今の A さんにとって作業内容と実施時間を考慮した作業療法を実施しながら A さんの評価を進めていくことにした．

A さんは，病棟での作業療法に参加し，音楽鑑賞をしたり，ビーズ細工に取り組んだ．X＋14 回目には病棟外での作業療法に参加し，ビーズ細工に加え，革細工にも取り組むようになっていった．落ち着かない状況を作業へ取り組むことで対応していった．

評価面接

インテーク面接をしたその日から作業療法を開始し，作業への取り組みを通した評価ができる状況の作業療法開始 1 週間後に面接を実施した．

OT：今日は A さんのこれまでのことや今どのような生活をされているのか，これからの希望など教えてほしいと思います．

まず，小さいころのことを教えてください．どこでお生まれになったのですか？

Aさん：D 町です．

OT：D 町で生まれて，小学校，中学校はどちらですか？

Aさん：ずーと D 町です．D 町は小さい町ですから，みんな友達です．

OT：小さいころのことで覚えていることはありますか？

Aさん：運動会とかは小さい町なので，町の行事みたいでみんなが集まってきました．私走るの速かったから，みんなに褒められました．

OT：楽しい時代だった感じがするね．高校は？

Aさん：高校は隣のE市に通いました．一挙に大きな高校に行ったので，戸惑うことばかりで，同級生とのつきあい方も難しかった．何を信じていいのかわからなかった．いつも，みんなの顔色伺っていたような気がします．

OT：そうか，話ができる友達は？

Aさん：友達はいたんですけど，どこまで，どの人に話していいかわからなかった．本音は誰にも言えなかった．楽しい思い出はないですね．

OT：つらい高校時代だったのね．高校を卒業後は？

Aさん：自分がわからなかった．何がしたいのか？　大学に行きたくはなかったので，とりあえず，バイトをはじめました．いろいろやりました．花屋さん，喫茶店，居酒屋など昼と夜掛け持ちもしました．両親からはゆっくり探せば良いって，言ってもらってましたが，家が経済的に余裕がないのはわかってましたから，自分で自立しないといけない，って思ってました．忙しくなると，食べられなくなったり，眠れなくなっていきました．1年ぐらいしてから，駐車場の誘導の仕事をするようになり，車が自分の指示に従ってくれないことで，すごくストレスを感じていました．

OT：誰かに相談できていたの？

Aさん：誰にも言えませんでした．すごくがんばったんだけど，町の中で車の音が気になるようになって，家から出られなくなっていきました．お母さんは，家に居るなら，家事をしてねって，私の大変さに気づいてくれませんでした．すごく，大変になっていたのに，病院に行こうって言ってくれなかった．

OT：そうか，それは大変だったね．

Aさん：声が聞こえてきて，そのことに逆らうためには池に入るしかなかったんです．

OT：今は，その声はどうですか？

Aさん：声は聞こえなくなりました．だいぶ楽になってきました．

OT：夜は眠れますか？

Aさん：眠れます．夜9時ぐらいに寝ると，6時ぐらいまで，ぐっすり寝ています．不思議なくらいよく眠れます．

OT：食事は？　味がしないとおっしゃっていましたが．

Aさん：おいしいとまではいきませんが．家の味付けと違うなって感じます．

OT：眠れるようになってきて，味がわかるようになってきたということは，だいぶ回復してきている感じですね．日中はどのように過ごされているのですか？

Aさん：看護師さんと一緒に散歩に行ったりしますが，暇でどうしたらよいかわかりません．

OT：そうですか？　日中の過ごし方を一緒に考えられたら良いですかね．ところで，Aさんは，主治医から病気についての説明を受けていますか？

Aさん：受けました．統合失調症と聞きました．

OT：どのような病気だと説明されましたか？

Aさん：幻聴や妄想が……よくわかりません．

OT：病気や薬のことなど，しっかりと知る機会があると良いですかね？

Aさん：はい，知りたいです．

OT：これからこうしたい，とか，こうなりたい，とか，希望はありますか？

Aさん：実は，母親に今回のことを気づいてもらえなかったことが，今も母親に対するわだかまりとして残っています．できるだけ早い，自立を目指したいと思っています．

Aさんの1週間の作業への取り組み状況と評価面接を通して，以下の作業療法評価と目標を設定した．

作業療法評価と目標

1．症状と入院生活での不安がある．作業に取り組むことで不安の軽減を図る．
2．病気についての理解をすすめるための，心理教育プログラム参加を導入する．
3．高校卒業後，自分の進むべき道を探してきている．アイデンティティーの確立と今後の進むべき道を探す課題があるので，徐々に取り扱っていく．
4．家族アセスメントと家族支援を実施する．

作業療法経過

上記の目標に沿って作業療法を実施していった．休日にも取り組める作業を希望され，病棟スタッフとの協力によりビーズ細工を実施．その後，退院までほぼ毎日参加，午前中は作業療法室にて革細工の小銭入れ，水曜日の午後の手芸グループでは刺し子，木曜日の午後は音楽グループ，と自分のペースで積極的に作業療法場面を利用し，病気の回復状態を確認していった．

X＋12日に早期の心理教育プログラムに参加．入院前の幻聴体験などを語り，「入院してゆっくり過ごせるようになった．食事はまだ，おいしいとは感じない」と語る．その後，オープンな心理教育プログラムに4回参加．病気の回復過程，退院後利用できるグループホームや作業所の情報，について積極的に聞いていた．服薬教室にも2回参加，薬の説明と自己管理方法の指導を受けた．

また，精神保健福祉士の個別面談にて，退院後に利用できるサービスについての説明を受けた．特に，病気で一番大変だったときに母親に気づいてもらえなかった思いから，自立したいという気持ちもあり，グループホーム等の情報を提供した．

家族面接

Aさんは両親と二つ違いの姉の4人暮らし．作業療法士が家族との面接を希望していることを病棟スタッフより伝えてもらうと，その3日後に母と姉が来院し，面接を実施した．入院2週目のことである．

OT：本日は，わざわざお越しいただきありがとうございます．私はAさんを担当させていただいている作業療法士のBと申します．よろしくお願いいたします．Aさんを応援していくにあたり，ご家族からもお話を聞かせていただき，より良い支援をしていきたいと思いますのでよろしくお願いいたします．

母：よろしくお願いいたします．

OT：現在のご家族の構成をお聞かせください．

母：父親と私と姉の4人暮らしです．お父さんは，タクシーの運転手で，私もパートで仕事をしているので，それぞれ不規則な生活をしています．姉は仕事を辞め，今は家の中のことをしてくれています．

OT：ご本人の様子の変化に気づかれたのはいつごろですか？

母：私，本当に気づかなくって……，高校を卒業するときに，どんな仕事したらいいかわからないって言うので，あわてないで決めればいいんじゃないって言って，アルバイトをいくつか，していました．時々，アルバイトでうまくいかないことがあってか，私にあたることがありました．それも，いい子できたから，反抗期なのかな，って思っていました．楽観的なところがあるので，家に居るようになってからも，いつか元気になるって思ってましたし，時々，夕食の準備もしてくれましたし，病気だなんて全然思いもしませんでした．姉には相談していたと思いますが，そのときは家から離れたところで仕事をしていたので，伝えきれないこともあったと思います．

姉：電話で話をするかぎりでは，母への不満が大きく，病気だとは思いませんでした．アルバイトを辞めてからは，時々，気になることを言うことが多くなったので，ちょうど，仕事も辞めようかと思っていたところでしたから，家に帰ることに決めました．沼に入る3日前ぐらいで，そんなに深刻な状況になっていたことを知りました．Aちゃんは，繊細なところがあり，うまくいかないと一生懸命になるところもあるんです．

OT：入院されてからのAさんの変化をどのように思われていますか？

母：できるだけ面会に来るようにしていましたが，来るたびに回復していることがわかります．落ち着いて話ができるようになってきていると思います．入院させて安心もしました．

OT：これからのことで心配なことはありますか？

母：手芸がしたいって，家で作っていたプロミスリングを持ってきてって言うんですけど，病院でできるんですか？　まだ，早いような気がするのですけど．

OT：そうですね．お母さんがおっしゃるように，プロミスリングは細かいので，今は病院の大きめのビーズを使ってブレスレットなどを作っていただいています．何かしていないと不安だとおっしゃるので，毎日短時間でも取り組める時間を持つようにしています．これからのAさんへの希望はありますか？

母：もう，何もありません，良くなってくれたら，Aらしい生き方をあわてないで探してほしいと思っています．また，Aの変化に気づけなくて，状態が悪くなったらと心配です．

OT：ご家族は，A さんの病気について説明を聞きましたか？
母：聞きましたけれど，よくわからない点もあります．
OT：病棟で家族教室をしていますので，良かったら参加してみませんか？
母：ぜひ参加したいと思います．よろしくお願いいたします．

家族支援経過

上記の面接を通して病気の理解も含めた家族支援を実施していくことが確認された．主治医，作業療法士，精神保健福祉士，それぞれが家族の思いを聞きながら，病気や回復過程の説明を行った．また，2 カ月目には家族教室へも母が参加した．本人と母親の感覚の違いなどが明確になっていったが，姉がキーパーソンになることで落ち着いていった．退院後も，姉が一緒に外来通院し，一緒にフォローしていくことになった．

作業療法実施後 1 カ月の振り返りの面接

作業療法を開始し 1 カ月後にこれまでの作業療法を振り返りながら回復状態を確認する作業とその後の目標を確認した．

OT：今日は，作業療法を開始して約 1 カ月たちますので，この 1 カ月間を振り返り，これからの目標を確認したいと思います．作業療法への参加は 1 カ月前に決めたとおり，ほぼ毎日参加されていますが，A さんとしてはこの 1 カ月を振り返って作業療法への参加はいかがでしたか？

A さん：作業療法に参加することで，毎日が退屈でなく過ごせています．ビーズや革で作品を作ることも楽しいし，心理教育プログラムに出て病気のこともわかって安心しました．

OT：何かしていないと不安だとおっしゃっていましたが，不安の感じは変化がありますか？

A さん：最初はなぜかあせっていたような気がします．作業療法室で他の患者さんに「A さん，なにそんなにあせってるの」って言われて，そうか，と思いました．どうしてよいかわからない感じがありました．心理教育プログラムに出て，入院前のつらいことが病気によるものだったとわかり安心したことで，気持ちが変わってきたような気がします．食欲もわいてきましたし，テレビも見られるようになってきました．

OT：作品づくりでの疲れ具合はどうですか？

A さん：最初は何かしたいって気持ちばかりが強かったから，いろいろやりたかったですが，続かないですよね．夜は食事を食べたら眠くなるし，日中は眠くても寝ないようにしていましたけど．

OT：日中，お昼寝することは今の時期には大切な方もいらっしゃるので寝たいときにはゆっくり寝てみてください．お昼寝しても，夜も眠れるようだったら，寝ることが必要だということなので，まず，寝ることを優先にしてみてください．

Aさん：わかりました．なんかもったいないような……このまま，だめになってしまうんじゃないかって思ってしまうんです．

OT：そうですよね．Aさんは真面目な方だから，特にそう思うんだと思うけど，ここはゆっくりすることが重要ですね．Aさんは，病気の説明を聞いたり，他の方の体験も聞かれて安心した，とおっしゃっていたけど，他の方で同じように感じている方もいると思うので次の心理教育プログラムで話題に出してみるのも良いかもしれませんね．

Aさん：そうですね．他の人の意見も聞いてみたいです．

OT：1カ月前に立てた目標が達成されたかどうかですが，まず，「作業療法に参加し不安を解消する」はどうですか？

Aさん：作業療法で解消されてきたように思います．

OT：「心理教育プログラムに参加し病気について知る」これは，参加されて良かった，とお聞きしましたね．

Aさん：そうですね．これからも参加したいです．

OT：それでは，これから1カ月の目標ですが，Aさんとしては，何かありますか？

Aさん：いろいろ参加してみると，体力が落ちてるって感じるので，体力をつけたいなって思います．後は，これからのことを考えると料理も覚えたいです．

OT：そうですか．前向きに考えられていていいですね．先ほど確認したように，今は休息が大事な時期だから，二ついっぺんに増やすのよりは一つにしておくほうが良いと思うんですよね．Aさんとしてはどちらを先にやれたら良いと思いますか？

Aさん：やっぱり体力かな．体力っていうか，体を動かすことがしたいですね．

OT：そうですか．では毎日の散歩や運動プログラムへの参加を通して体を動かしていくことをしていきましょうか．

Aさん：そうですね．そうします．

OT：では，今決まったことを計画表にしてお渡しします．明日からこれでいきましょう．

Aさん：わかりました．ありがとうございました．

Aさんはこの振り返り面接の後，散歩や運動プログラムに参加することで自然な形で疲労を感じることができるようになり，時には昼寝もできるようになり，適度な休息が取れるようになっていった．心理教育プログラムや午前の作業療法室での参加も無理のない参加となっていった．

3カ月後の退院時面接

生活のイメージがついた3カ月後に退院が決まった．退院の3日前に振り返りの面接を行った．

OT：退院が○○日に決まって，この3カ月の入院と作業療法について振り返りたいと思います．入院を振り返って，どんな感想をお持ちですか？

Aさん：入院は長かった．でも，良かったこともあります．入院して良かったことは，立ち止まれる時間をもらったこと，話を聞いてもらえたこと，などです．

OT：逆に嫌だったことは？

Aさん：制限がいっぱいあって，すぐには病棟から出られなかったこと，作業療法のプログラムが土・日になくて暇だったこと，かな……．

OT：A さんにとって作業療法はどのように役に立ったのでしょうか？

Aさん：楽しかった．やりたいことをさせてもらえました．土・日もあればもっと良かったけど．作業療法がなかったら，入院生活でおかしくなっていたかもしれません．（笑い）話をする機会をもらった．こんなに自分のことを考えて話をしたのは初めてのことでした．話をして聞いてもらえることは本当に良かった．

OT：A さんは手工芸が得意で，いろいろチャレンジしましたね．ビーズも細かいもので時間をかけて作っていましたね．革細工で財布も作ったんですね．作品づくりを通して，病気が回復していく過程を確認できていましたか．

Aさん：最初は，振り返ると落ち着かなかったと思います．集中もそんなにできなかった．でも何かしてないと不安だから，させてもらえて安心しました．土・日のことも考えてもらって，ありがたかったです．後半は，作ることが楽しくって．あっという間に午前中が終わりました．心理教育プログラムに参加できて自分が苦しんでいたことが病気だったんだと整理できて良かった．

OT：退院後の生活はどんなふうに考えていますか？

Aさん：早く自立したいですね．でも，今すぐは無理だから，家に帰ってゆっくり考えます．姉も一緒なので，相談しながら家事をしたいと思います．外来はしばらくこの病院にお世話になりたいと思います．作業療法には外来日に来たいと思っています．よろしくお願いいたします．

A さんはすっきりした表情で退院していった．

A さんや A さんの家族としっかりとした面接を行いながら作業療法ができたことは，A さんの回復状態を A さんや家族と一緒に確認できる機会となり，面接そのものが治療的な役割があったことを実感している．

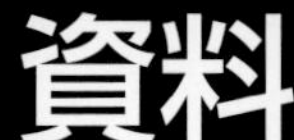

資料1 箱づくり法の説明

・机の上にあるものを使って，たて，横，高さがそれぞれ5 cmの箱を実際に組み立ててください.
検査といっても，作業が「できる・できない」とか「じょうず・へた」をみるのではなく，手際よく進めるための工夫を一緒に考えるための検査です．最後まで完成するのに必要なお手伝いはいつでもいたしますので，遠慮なく申し出てください.

・それでは，材料と道具の説明をします.

1．用紙は表側が白紙で，裏返してみると裏には1 cmのマス目が書かれています.
用紙はいったん白紙側を上にして，横長に置きなおしますが，どちらを使うかは自由に選んでください．のりのつきやすさは同じです.
2．鉛筆3本と消しゴムです.
3．30 cmの定規です.
4．はさみ（みぎきき用・ひだりきき用）とのりです.
5．おしぼりです．自由にお使いください.

・時間制限はありませんが，時間を計りますので，できるだけ
「早く・きれいに」つくることをめざしてください.

・箱の見本が，出来あがり見本や展開図などいくつか用意してありますので，必要な場合にはいつでも気楽に申し出てください.
その都度お見せします.

・40分前後を予定していますが，途中で休憩やトイレを希望する場合はいつでも申し出てください.

資料2

a：行動観察

箱集計表（第8試案02.05.）　年　月　日実施　被検者名　（男／女）　才　検者名

機能別領域 対人領域: 1.作品交流	2.出会い	3.二者交流	4.間合い	5.役割関係	課題領域: 6.イメージ着手	7.手順段取り	8.可逆的思考	9.課題集中	10.状況対処	観察項目	評定	過程別平均得点	過程別計測所要時間	入力時間秒
	3									1. 検者の説明・指示	3	導入期平均得点＝	＊1説明導入時間	
				4						2. 挨拶と自己紹介	4	/6項目	2分　55秒	175.0
				4						3. 教材提示と指示の説明	4	4.14	＊2記入時間	
				3						4. 検者への初期関心	3		1分　52秒	112.0
										5. 欠番	╳		＊3確認指示時間	
										6. 署名	5		2分　5秒	125.0
								5		7. 基礎事項の記入方法	5		計　6分　52秒	412.0
	5									8. 服装・整容	5		総時間比率％	13.5
					3					9. 作業の初動	3	展開図平均得点＝	＊4展開図作成時間	569.0
					1					10. 最初の見本の利用	1	/8項目	9分　29秒	
							3			11. 線引き方法	3	2.25	展開図比＝	48.9
							1			12. 裁断前の展開図の形	1			
					3					13. 見本の利用	3	箱制作平均得点(小計*2〜*4)		
					5					14. 用紙の使い方	5	＝　/16項目		
							1			15. 作図	1	3.13		
							1			16. のりしろの位置・数・修正	1			
							1			17. 展開図の確認と裁断着手	1	裁断期平均得点＝	＊5裁断仮組立時間	
									3	18. 裁断の方法	3	/5項目	6分　34秒	394.0
						5				19. 折る順序	5	3.8	裁断比＝	33.9
						5				20. 折り方の工夫	5			
						5				21. 接着前の仮組立と微調整	5			
						3				22. のり付けと接着	3	接着期平均得点＝	＊6接着仕上時間	
									5	23. のりしろ·辺等の過不足への気づき	5	/3項目	3分　20秒	200.0
						5				24. 仕上げと確認	5	4.33	接着比＝	17.2
									5	25. 終了告知	5	作業習慣平均得点＝		
						5				26. 箱制作終了時の机上面	5	/5項目	＊＊箱制作合計時間＝	1163.0
								3		27. 箱制作中の言語表現の内容	3	4.2	(＊4+＊5+＊6)	
				4						28. 箱制作中の被検者の印象	4		各工程比合計	100.0
						4				29. 用具・教材の取り扱い	4		箱制作総時間比率	38.2
		5								30. 休憩／継続の自己決定	5	切り替え期平均得点＝	＊7休憩切り替え時間	78.0
			5							31. 休憩／間合いのとり方	5	/3項目	1分　18秒	
			5							32. 検査の続行・再開	5	5	同上比率＝	2.6
								5		33. 質問紙の記入	5	言語面接期平均得点＝	＊8説明記入時間	555.0
		4								34. 自由感想・質問	4	/12項目	記入時間比率＝	18.2
					3					35. 箱イメージの言語化	3	3.83	＊9面接時間13分55秒	835.0
1										36. 再実施時の工夫	1		同上比率＝	27.4
5										37. 箱の取り扱い方	5		面接期合計時間	1390.0
						4				38. 箱の自己採点	4			
4										39. 得点・減点の理由	4			
5										40. 箱の現実的利用	5		面接総時間比率	45.7
2										41. 魔法の小箱としての利用法	2		総所要時間秒＝	3043.0
	5									42. 面接中の会話	5		(＊1+＊2+〜＊8+＊9)	
		5								43. 言語内容のわかりやすさ	5		総所要時間分＝	50.7
	3									44. 検査終了時の態度	3		各比率計	100.0

プロフィール：
対人領域（5つの下位得点）と課題領域（5つの下位得点）に2大別しそれぞれの平均得点を用いて対人領域プロフィールと課題領域プロフィールを描く
過程別（時間系列でみた）得点をそれぞれの工程に含まれる機能ごとに分類して横断的に集計して領域ごとの得点率を算出

区切り方：
- 導入期／準備合意期（項目1〜8）
- 展開図作成期（項目9〜16）
- 裁断期（項目17〜21）
- 接着仕上げ期（項目22〜24）
- 共通項目（項目25〜29）
- 箱制作期（項目9〜29）
- 休憩切替期（項目30〜32）
- 振り返り確認期／課題終了後面接期（項目33〜44）

着眼点：
時系列でみた各工程別の得点（プロセスプロフィール得点）と全得点率（100点満点換算）をみる
過程別（プロセス別）にみた全所要時間、箱制作時間、各過程の配分比率に注目・特に箱製作の展開図・裁断・接着の時間比率は重要

	1.作品交流	2.出会い	3.二者交流	4.間合い	5.役割関係	6.イメージ着手	7.手順段取り	8.可逆的思考	9.課題集中	10.状況対処							
合計=90点	25	20	15	10	20	25	40	25	15	15	合計得点（210満点）	###	説明指示確認＝＊1＋＊3＝	300.0	5.0	分	9.9 %
項目数	5項目1*	4項目2*	3項目3*	2項目4*	4項目5*	5項目6*	8項目7*	5項目8*	3項目9*	3項目10*	導入期平均得点	4.0	制作時間=＊4＋＊5＋＊6＝	1163.0	19.4	分	38.2 %
小計	17	16	14	10	15	15	36	7	13	13	箱制作平均得点	3.1	休憩切り替え＝＊7	78.0	1.3	分	2.6 %
平均得点	3.4	4.0	4.7	5.0	3.8	3.0	4.5	1.4	4.3	4.3	作業習慣平均得点	4.2	質問紙説明記入時間＝＊2＋＊8	667.0	11.1	分	21.9 %
領域得点率	対人領域＝(小計1*〜5*)/90					課題領域＝(6*〜10*)/120					切り替え期平均得点	5.0	終了時面接＝＊9	835.0	13.9	分	27.4 %
		80.0						70.0			言語面接平均得点	3.8	全所要時間＝＊1〜＊9＝	3043.0	50.7	分	100.0 %
自己採点	60点			他者採点		75点					総得点(率)（100点換算点）＝		74.3			/210点	

3.7

b．質問紙の結果

被検者名　　男・女）　年　月　日生まれ　歳

新番号	旧番号（第1版）		回答	課題遂行の困難感				成功体験			不快体験					
				場面緊張感と援助希求感	順序と正確さのむずかしさ	予測判断の不全感	自己決定不安	達成感	愛着心	安堵感	対処回避感	不快気分	疲労感	検査緊張感	段取り意識	自己表現感
1	1	要領よく正確につくろうと思った＊	3												3	
2	5	図面を書く順序がむずかしかった	4				4									
3	6	最初のとりかかりに時間がかかった	3				3									
4	7	箱の図面の形を決めるのがむずかしかった＊	4				4									
5	8	紙をよごさないように注意した	4												4	
6	9	途中で何度もやめたくなった	3								3					
7	10	いつもとちがってあがってしまった	4											4		
8	11	やるべきことが終わって気持ちが軽くなった＊	4							4						
9	12	とにかく箱になったから満足した	4							4						
10	13	どう進めるかで迷っている時間が長かった＊	3				3									
11	14	ものさしを上手に使うのがむずかしかった＊	3	3												
12	15	のどが乾いた	1										1			
13	16	手に汗をかいてやりにくかった	1										1			
14	17	教えてもらえばもっと上手にできた	2	2												
15	18	人に見られているのでがんばれた	2								2					
16	19	わからないことはきちんと聞けた＊	3													3
17	20	無事に終わってすっきりした＊	4							4						
18	21	作った箱は大切にあつかってほしい＊	2						2							
19	24	箱が完成してほっとした＊	4							4						
20	25	切り取る順序がむずかしかった	3		3											
21	26	次の段階へ進む時に時間がかかった	4				4									
22	27	のりしろをいくつにするかがむずかしかった	4			4										
23	29	自分なりのやり方が工夫できた＊	3													3
24	30	何を調べられているか不安だった＊	4											4		
25	31	失敗しないでできたから満足だ	4					4								
26	32	予想したやり方で完成できてうれしい＊	3					3								
27	33	最初から最後まで自分のペースでやれた＊	4													4
28	34	作った箱を他の人にも見せたい	1						1							
29	35	目が疲れた	3										3			
30	36	ずっとすわっていたので疲れた	1										1			
31	37	見本をみれば作りやすいと思った＊	3												3	
32	38	紙のどこから書き始めるかを工夫した＊	3													3
33	39	用具のとりあつかいに気をくばった＊	2												2	
34	40	思ったより上手にできずがっくりきた＊	3									3				
35	45	折っていく順序がむずかしかった	4		4											
36	46	一つ一つやり方を決めるのに時間がかかった	3				3									
37	47	正確にきりとるのがむずかしかった	3		3											
38	48	のりで手が汚れないように注意した	3												3	
39	49	途中でうまくいかずにあせった	3			3										
40	50	やっているうちにだんだんつまらなくなってきた	2									2				
41	52	きちんとした箱ができてうれしい＊	3					3								
42	53	思ったよりむずかしかった	4			4										
		Sub-total part 1	128	5	10	11	21	10	3	16	5	5	6	8	15	13
		Copy from Part-2	101	15	11	7	3	8	7	3	6	11	8	11	4	7
		Total Scores (part1+part2)	229	20	21	18	24	18	10	19	11	16	14	19	19	20
		Total No. of Items	83	8	6	5	7	7	5	5	6	6	7	7	7	7
		Average Profile Score	36	2.5	3.5	3.6	3.43	2.57	2	3.8	1.83	2.67	2	2.71	2.71	2.86

検者名

新番号	旧番号（第1版）		回答	課題遂行の困難感				成功体験			不快体験					
				場面緊張感と援助希求感	順序と正確さのむずかしさ	予測判断の不全感	自己決定不安	達成感	愛着心	安堵感	対処回避感	不快気分	疲労感	検査緊張感	段取り意識	自己表現感
43	54	作った箱をしばらくはとっておきたい	3						3							
44	55	途中で疲れて休みたかった	2								2					
45	56	ずっと集中していたので疲れた	3										3			
46	57	やりにくいところを手伝ってほしかった	2	2												
47	58	見本を見たかったが言い出せなかった	2	2												
48	59	人に見られているのでやりにくかった＊	3											3		
49	60	検査はしんどいので，もうやりたくない＊	1								1					
50	61	のりしろをどこにつけるかがむずかしかった	4			4										
51	62	あわてないで落ち着いて作ろうと思った＊	3				3									
52	63	図面を書いているときが一番きんちょうした＊	2	2												
53	64	机の上を散らかさないように注意した＊	2												2	
54	65	てぎわよくはりつけるのがむずかしかった＊	4		4											
55	67	きちんと折るのがむずかしかった	4		4											
56	69	イライラして投げ出したくなった＊	2								2					
57	70	やっているうちにだんだんおもしろくなった	3						3							
58	71	思いどおりにできたから満足だ	2					2								
59	72	箱をすてられたら悲しい＊	1						1							
60	73	作った箱は見たくもさわりたくもない	1											1		
61	74	きんちょうしてうまくできなかった	3											3		
62	75	途中で気分が悪くなった	1								1					
63	76	最初どきどきしたが始めたら落ち着いた＊	3	3												
64	77	見本や人のまねをしないで作ろうとした	2													2
65	78	きんちょうしてことばが出にくかった	2											2		
66	80	とり組みかたに自分らしさが出た＊	3													3
67	81	時間がかかりすぎないようにてきぱき進めた＊	2												2	
68	83	箱作りで何がわかるのか疑問に思った＊	4									4				
69	84	はさみを入れる時に一番きんちょうした	3	3												
70	85	しあげの細かい順序がむずかしかった	3		3											
71	86	失敗したら恥ずかしいと思った＊	4									4				
72	89	やり方を間違えないかと不安だった＊	3			3										
73	90	やらされているようで嫌な気分だった＊	2									2				
74	91	見た目もやり方もうまくいったから満足だ	2					2								
75	92	思ったような箱ができたから満足した	2					2								
76	93	けっこう上手にてきぱき作れたと思う	2					2								
77	94	作った箱は今すぐすててしまいたい	1									1				
78	95	頭を使ったので疲れた	3										3			
79	96	細かい作業なので手やうでがつかれた	2										2			
80	97	誰も見ていないところでやりたかった	2											2		
81	98	困ったときに助けてほしかった	3	3												
82	99	机・椅子・部屋は快適だった	3							3						
83	100	この用紙の記入は簡単だった	2													2
		Sub-total part 2	101	15	11	7	3	8	7	3	6	11	8	11	4	7
		No. of Items:part2	43	6	3	3	1	5	3	1	4	4	3	5	2	3
		No. of Items:part1	40	2	3	2	6	2	2	4	2	2	4	2	5	4

資料3 グラフの読み方

1．全所要時間・箱制作自体の時間（秒）

所要時間はおよそ1時間が目安．一般や学生の平均と比較する（文献8参照，62頁）．箱制作自体の時間の配分比をみる（ある課題を達成する際のエネルギー配分の特徴が，時間配分に間接的に反映されていると考えながらみていく）．展開図に時間がかかる場合は思考障害が疑われる．なぜ時間がかかったか，時間がかからなかったかを行動観察と絡めて考察する．また，面接時間もどうか，同じように考察する．

時間配分から推測したこうした傾向は，機能別遂行プロフィールや体験プロフィールでさらに確認していく必要がある．

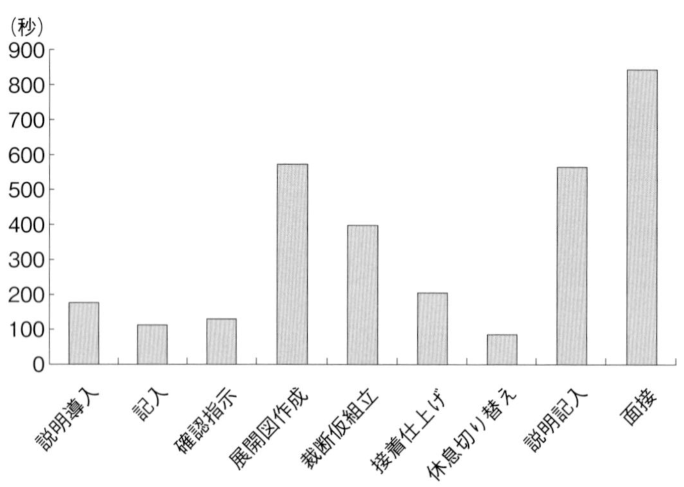

2．過程別遂行プロフィール

ここでも全体の流れに沿った大まかな特徴をみる．丸い円に近いほど，効率的で状況にあった取り組み（遂行課題や場面での対処）が可能であったことを示す．Aさんの場合**展開図作成**が他と比べても低い．資料2の遂行得点集計表に戻ってなぜ得点が低いかをみると自ら見本を利用することができず，作図のときにも援助が必要であったことがわかり，ここでも思考障害の可能性がみえてくる．

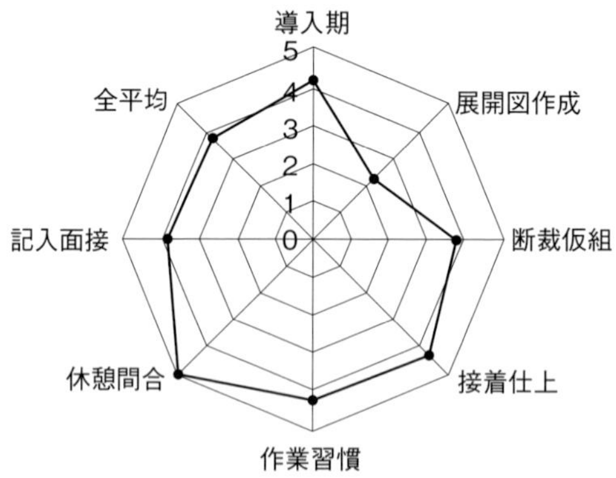

3．機能別遂行プロフィール

時間，全体の流れをみて，いくつか気になる点があったことを念頭において，細部をみていく．プロフィールの右側（作品交流から役割関係）が対人交流技能に関連した領域．まず，全体にみて対人領域と課題領域の違いの有無に着目し，それぞれの下位領域の細部をみていく．構造化された場面での作業能力全体の特徴を，治療プログラムと関連づけながら推測していく．

①**作品交流**には，再実施時の工夫・箱の取り扱い方・得点減点の理由・箱の現実的利用・魔法の小箱の項目が含まれる．箱という実際の作品（結果）をみながら客観的に多方面からみることができるか，また相手にわかりやすい言葉で，時に実際の箱の部分を指し示したりしながら伝えようとするかみていく．これが低いと結果（失敗）から学ぶ力が弱い可能性がある．箱づくり法の場面でも『再実施時の工夫』を聞く場面があるが，このときに具体的な工夫が出てくるか，あるいは日々の作業療法場面での様子をあわせて考えるとわかりやすい．

②**出会い**には，検者が説明しているときの様子などの項目が含まれる．うなずくなど非言語で聞いていることを伝えているか，言葉使いは全体にわかりやすいか，検者が気を遣わないか，気を遣うとしたらなぜかなど検者が何を感じたかも含めて考察する．第一印象でどのような印象を与えやすいかの見当がつく．

③**二者交流**には，休憩の自己決定・自由感想・話す内容の項目が含まれる．作品交流では箱という結果，物を介した関係をみていたが，ここでは人とどのように交流するかをみる．自分の意志を伝えスムーズな交流がとれるのかみていく．

⑤**役割関係**は，手順段取りとともに小学生より中学生のほうが有意に高い（文献 8 より，62 頁）項目である．与えられた課題に取り組む場面，すなわち「仕事的な取り組み方が要求される」場面での，社会的な役割関係がとれるかどうかがみられる項目である．

プロフィールの左側（イメージ着手から状況対処）は作業遂行に関連する領域．⑥**イメージ着手**には作業の初動・最初の見本利用・用紙の使い方などの項目が含まれる．これから何をどのように進めていくのか，イメージし，⑦**手順段取り**（折る順序・折り方などの項目）を考える．そのための頭の中での箱を開いたり組み立てたりする操作は可能か（⑧**可逆的思考**：線引き・展開図の形・作図・糊代確認修正などの項目），作業に集中できるか（⑨**課題集中**：基礎事項の記入・作業中の言語表現）変化する状況を把握して適切に対処していけるか（⑩**状況判断**：裁断の方法・過不足への気づき・終了告知）をみる．A さんはイメージ着手や可逆的思考の項目が低く，行動観察では“ひとりでできる”というサインがみえていた．このことから構成作業ではどのように作ればよいかイメージがわきにくいが，見本などの利用も言い出せず，まわりからは一人で作りたいようにみえるため，支援も受けられないで一人で困ってしまうことがうかがえた．プライドが高いのか，「助けて」ということができないのかなど考えられるが，対人面でも作業遂行面でも支援が必要なことがわかった．

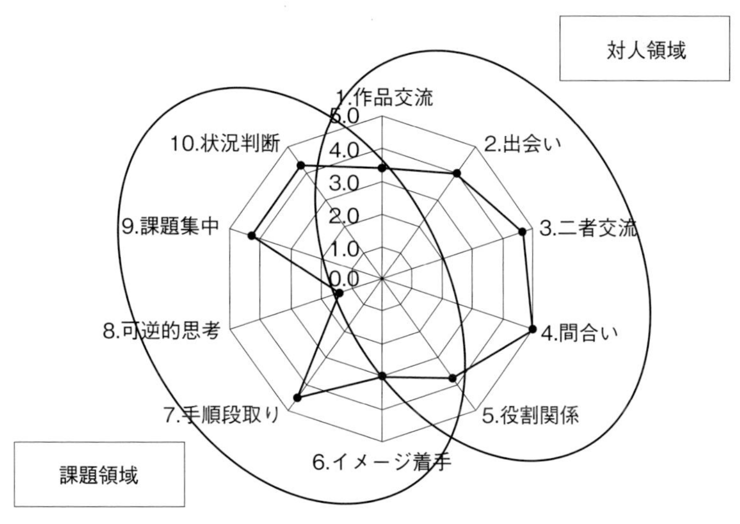

4．箱づくり体験プロフィール

これも，高低がなぜ出たのかを下位項目（資料2　質問紙集計用紙）に戻ってみると，どんな気持ちだったのかが理解できる．特に検者の行動観察と箱づくり体験プロフィールの結果に，くい違いがあるときは注意してみる必要がある．

場面緊張感と援助希求感では，場面が変わるときに緊張しやすいか，助けてほしい気持ちが強いと高くなる．Aさんは行動観察では一人で作りたいようにみえたが，この項目で援助希求感が高く，実際は助けてほしい気持ちが強かったことがわかる．自分の助けてほしい気持ちが伝わらず（伝えず），まわりから誤解されてしまっていた可能性がみえた．この項目では場面緊張感と援助希求感2つのことを同項目でみているので，特に下位項目に戻り（資料2　質問紙集計用紙）どちらの項目で得点が高いかもみておく必要がある．

対処回避感というのは困難なことから逃げようとする気持ちが高いと得点が高くなる．Aさんは低いので，困難なことからも逃げずにがんばろうとしていることがわかる．

達成感・愛着心・安堵感が高くなるのは健康な反応．肯定的な体験がどのように自覚されているかみる．Aさんは，安堵感は強いものの愛着心，達成感は低い．作業したときにほっとはするものの成功体験として残りにくい傾向がみえ，失敗ばかりに目がいきやすいのではないかと予測される．自己採点の『得点・減点の理由』でどのように語られるか，他の作業療法場面で自己評価がどうかなどあわせてみると特徴がみえてくる．

順序と正確さのむずかしさ・予測判断不全感・自己決定不安をみるとAさんはどれも高く，困難感は自覚されていることがわかる．この項目も，実際の作業への取り組み方と関連してみることが必要である．Aさんとは逆に，四苦八苦してとまどっていたはずなのに**順序と正確さのむずかし**さなどが低いときは内省ができていず，気づけていない，あるいは否定している可能性も考えられる．

同じように，疲れているはずなのに疲労感が低い場合もあり，これは疲労を感じられていない，あるいはこのくらいでは疲労してはいけないと思っている可能性が考えられる．

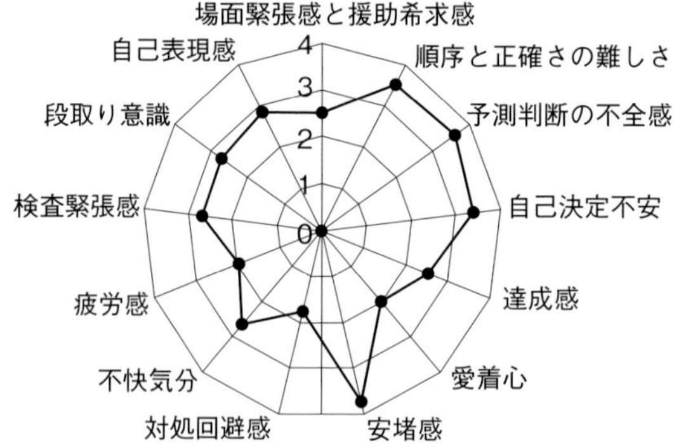

5．関連を読む

機能別遂行プロフィールで**手順段取り**が低いのに体験プロフィールで**段取り意識**が高い場合は被検者としては段取りしているつもりで実はできていない，段取りの悪さに気づけていないことが考えられ，自己修正して行かれない可能性がある．

また，全体に高低がない場合（全体がふくらんでいる，全体に小さくなっている）は自分の感情に鈍感になっているかあるいは内省がされにくい，感情が未分化，未発達，平坦化しているなど考えられる．このような場合は小さな突出を注意してみていく．また生活史とあわせてていねいにみていく必要がある．

以上のようにグラフをみていくが，グラフで確認できたことを本人に確認してみることも必要である（どのようにフィードバックするか，どこまでフィードバックするかは相手の状況による）．また，フィードバックのときの対人機能も絡めてみていく．

資料4 精神障害者ケアアセスメント（日本作業療法士協会版・第3版）

相 談 表

／　／

1．どのようなご相談ですか

実施場所	担当者
来談者（相談者）	（本人との続柄）
どなたについてのご相談ですか　：　自分のこと　家族のこと　その他（　）	
お困りのこと，あるいはご相談はどのようなことですか？ 1．医療　2．住まい　3．日中の過ごし方　4．身のまわりのこと　5．生活費　6．社会資源制度 7．仕事　8．人付き合い　9．権利擁護について　10．その他（　）	

2．当事者プロフィール

氏名　：	年　月　日生　歳（単身　離婚　離死別）
住所　：　〒　― TEL（　）　―　（　様方）	

3．現在の生活概況

同居者　：　なし　・　あり（一緒に暮らしている人に○，最も多く時間を過ごす人に◎） 1．父　2．母　3．配偶者　4．子供（　人）　5．兄弟　6．兄弟の配偶者　7．友人　8．その他（　）
ご同居の方とはうまくいっていますか？　：　はい　・　いいえ
現在の生活の場 1．賃貸（アパート・マンション・貸家）　2．持家（マンション・一軒家）　3．会社寮　4．グループホーム 5．援護寮（生活訓練施設）　6．福祉ホーム　7．入所授産施設　8．援護施設・更生施設 9．その他の福祉施設（　）　10．入院中　11．その他（　）
日中の主な活動の場　：　最近1ヶ月，主に過ごされているものに◎をつけてください 1．正規の社員・従業員として勤める　2．パート・アルバイト・臨時として勤める　3．家事手伝い 4．授産施設・小規模作業所に通う　5．ほぼ毎日デイケアに通う　6．週1～2回程度デイケアに通う 7．憩いの場・当事者同士の集まりに通う　8．現在入院中（今回入院期間　ヶ月，入院回数　回） 9．その他（　）
主な生活費　：　当てはまるものに○，主に生活を支えているものに◎をつけてください 1．家族の収入　2．本人の就労収入　3．障害年金受給（　級） 4．本人名義の資産からの収入　5．生活保護　6．その他（　）
障害者手帳をおもちですか 1．はい（精神障害者手帳・身体障害者手帳・療育手帳）　2．いいえ

4．現在利用している医療・保健・福祉サービス

(1) 現在医療機関を利用されていますか

はい
いいえ

→

医療機関名　：		担当者	
診断名　：			
保健区分：国保（世・家）　社保（本・家）　退国（本・家）　生保　老人／高　障害　母子			
医療サービス	利用	内　容	期　間
	有無		
	有無		
	有無		
	有無		
	有無		

どのような状況ですか

(2) 現在利用されている保健サービス

保健サービス	利用	具体的な内容	期　間
1．在宅・訪問サービス	有無		
2．保健機関デイケア	有無		
3．相談サービス	有無		
4．その他	有無		

(3) 現在利用されている福祉サービス

福祉サービス	利用	具体的な内容	期　間
1．自立支援医療(精神通院)	有無		
2．年金等給付	有無		
3．税の減免	有無		
4．社会復帰施設の利用	有無		
5．就労等訓練・援助	有無		
6．在宅・訪問サービス	有無		
7．その他	有無		

5．家族歴・生活歴

家族歴・生活歴（趣味・特技・有資格などを含む）

これからのことで何かご希望（制度や援助など）がありますか？＊別冊『利用できる福祉制度』参照

第　　回アセスメント表　　／　／

アセスメント希望者：本人　家族　その他（　　　　　　）　　本人の同意　：　あり　　なし

1．現在の生活について

5．大筋で問題ない　4．時々助言，確認があれば可能　3．定期的な助言・確認が必要
2．部分的な援助が必要　1．全体的な援助が必要

(1) 身のまわりのことについて

1．食事はどうしていますか（食事）	5　4　3　2　1　0　N
2．自分なりの規則正しい生活を送っていますか（生活リズム）	5　4　3　2　1　0　N
3．整容・更衣・服装に気を配っていますか（身だしなみ）	5　4　3　2　1　0　N
4．先身・洗髪などの清潔には気を配っていますか（入浴）	5　4　3　2　1　0　N
＜メモ＞	小計

⑵　生活の管理について

1．生活費もしくは小遣いのやりくりに困ることはありませんか（金銭管理）	5　4　3　2　1　0　N
2．財布や通帳，印鑑，保険証などの貴重品の管理はどうしていますか（物品管理）	5　4　3　2　1　0　N
3．電気・ガス・たばこの火の始末や戸締まりなどを確認していますか（安全管理）	5　4　3　2　1　0　N
＜メモ＞	小計

⑶　自分の健康状態について

1．よく眠れていますか（睡眠）	5　4　3　2　1　0　N
2．薬は自分で飲んでいますか（服薬管理）	5　4　3　2　1　0　N
3．決められた日に通院していますか（定期的外来通院）	5　4　3　2　1　0　N
4．自分の調子がわかりますか（悪化時の兆候）	5　4　3　2　1　0　N
5．困った時にどうしていますか（ストレスへの対応）	5　4　3　2　1　0　N
＜メモ＞	小計

⑷　家事について

1．自室の掃除や片付けはしていますか（掃除・整理整頓）	5　4　3　2　1　0　N
2．洗濯は自分でしていますか（洗濯）	5　4　3　2　1　0　N
3．買い物は自分でしていますか（買物）	5　4　3　2　1　0　N
4．調理は自分でできますか（調理）	5　4　3　2　1　0　N
＜メモ＞	小計

⑸　社会資源の利用について

1．バス，JR，タクシーを利用できますか（交通機関の利用）	5　4　3　2　1　0　N
2．銀行，郵便教区や役所を利用できますか（公共機関の利用）	5　4　3　2　1　0　N
3．電話の応対や公衆電話の利用ができますか（電話の利用）	5　4　3　2　1　0　N
＜メモ＞	小計

⑹　人付き合いについて

1．気楽に話しができる人がいますか（話し相手）	5　4　3　2　1　0　N
2．自分の気持ちを相手に伝えることができますか（意思表示）	5　4　3　2　1　0　N
3．簡単な挨拶など受け答えができますか（日常的な挨拶・対応）	5　4　3　2　1　0　N
4．人と一緒に過ごせますか（集団内行動）	5　4　3　2　1　0　N
＜メモ＞	小計

⑺　社会参加の制約になること

1．他者への配慮や約束事で特に気をつけることはありますか（社会的な約束事）	5　4　3　2　1　0　N
2．その他，周囲の人から繰り返し注意されたりすることがありますか（あれば具体的に）	
	小計

2．働くことについて

1．あなたは今後何らかの形で働くこと，職業訓練・援助の利用を考えていますか（あれば具体的に） 一般就労　パート・アルバイト　職場適応訓練　障害者職業センター　職域開発援助事業　職親 共同作業　福祉工場　授産施設　その他（　　　　　　　　　　　　　　　　　　　　　　　）
2．あなたが希望するものの中で，何か不安なことやわからないことはありますか？

ケアの必要度得点

1．現在の生活について

	小計	÷(項目数－O・N の数)＝			得点
(1)　身のまわりのことについて		÷（4－		）＝	
(2)　生活の管理について		÷（3－		）＝	
(3)　自分の健康状態について		÷（5－		）＝	
(4)　家事について		÷（4－		）＝	
(5)　社会資源の利用について		÷（3－		）＝	
(6)　人付き合いについて		÷（4－		）＝	
(7)　社会参加の制約になること		÷（1－		）＝	

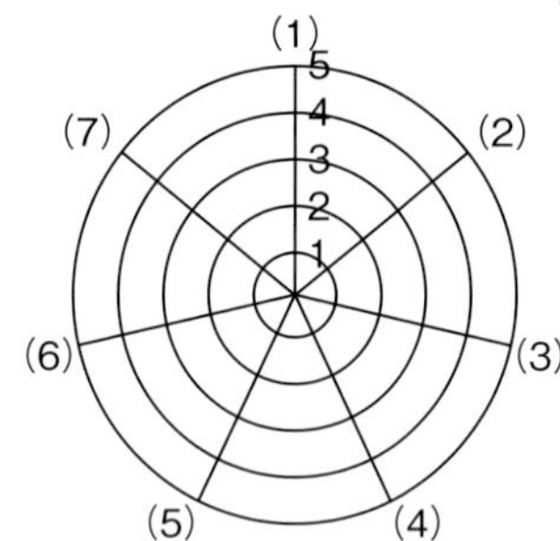

<具体的な内容>

2．働くことについて

就労援助が必要であれば具体的に

ケアプラン表（ケア必要度３点以下についてはケアプランを作成）　　／　　／　　No.＿＿＿

ケア会議参加者：

	ケア必要度	困っていること	どのように困っているか	目標
（1）身のまわりのことについて				
（2）生活の管理について				
（3）自分の健康状態について				
（4）家事について				
（5）社会資源の利用について				
（6）人付き合いについて				
（7）社会参加の制約になること				
（8）就労について				

ケアパッケージの実施内容　　/　　/　　No. ＿＿＿＿

優先順位	目　標	内　容	支援機関	頻　度	期　間	備考（環境・調整など）
1						
2						
3						
4						
5						
6						
7						
8						

ケアパッケージの見直し時期　　年　　月　　日（　　ヶ月後）

資料5 入院生活チェックリスト（ISDA-Ver. 2）

入院生活チェックリスト Ver.2

作業療法の参考にしますので現在の生活の様子を教えてください.

記 載 日： 年 月 日　　氏 名：

主 治 医：　　担当看護師：

生年月日 ： 年 月 日（ ）歳　　入院日： 年 月 日

病 室： 個室 ・（ 人）部屋 （○をつけてください）

1．現在の生活についてあてはまるところに線で印をつけて下さい

※ （記入例） 0 ──/──────── 100

〔睡眠について〕

寝つき （大変悪い）0 ──────── 100（大変良い）

朝の目覚め （大変悪い）0 ──────── 100（大変良い）

眠った感じ （大変悪い）0 ──────── 100（大変良い）

〔食事について〕

食欲 （全くない）0 ──────── 100（非常にある）

空腹感 （全くない）0 ──────── 100（非常にある）

食事量 （食べない）0 ──────── 100（全て食べる）

〔整容について〕

洗面・歯磨き （言われてする）0 ──────── 100（自分からする）

着替え （言われてする）0 ──────── 100（自分からする）

〔現実感について〕 健康な時を「普通」として答えて下さい

生活感 （あいまい）0 ──────── 100（普通）

時間感覚 （あいまい）0 ──────── 100（普通）

五感 （鈍感/敏感）0 ──────── 100（普通）

資料5 つづき

〔作業遂行について〕 健康な時を「普通」として答えて下さい

身体の動き	(重い/鈍い/変な感じ) 0	______	100 (普通)
集中力	(落ちている) 0	______	100 (普通)
持続力	(短い) 0	______	100 (普通)
思考	(まとまらない) 0	______	100 (普通)
効率性	(遅い/手際が悪い) 0	______	100 (普通)
休息感	(ほっとできない) 0	______	100 (普通)
とりかかり	(おっくう) 0	______	100 (普通)
やる気	(出ない) 0	______	100 (普通)

2．現在の行動範囲について教えてください．あてはまるものすべてに○をつけて下さい．

〔病棟外での付き添い〕 必要・不要（どちらかに○）

〔行動範囲〕

病室　ホール　喫煙コーナー　病棟運動療法室　院内の売店　食堂

病棟周辺へ外出　作業療法室　外泊　その他（　　　　　　）

3．入院生活で関わりを持つのはどのような人ですか．あてはまるものすべてに○をつけて下さい．

同室の患者さん　他室の患者さん　医師　看護師　臨床心理士

作業療法士　理学療法士　学生　その他（　　　　　　）

4．入院生活のあき時間をどのように過ごしていますか．あてはまるものすべてに○をつけて下さい．

寝る　ベッドに横になる　本を読む　テレビを見る　新聞を読む

ホールで過ごす　卓球　自転車こぎ　喫煙　買い物　パソコン

他患者と一緒に過ごす　散歩　洗濯　ベッド周辺の整理　ストレッチ体操

作業療法　その他（　　　　　　）

5．現在気になっていること，気がかりなことなどがあったらお書きください．

（　　　　　　　　　　　　　　　　　　）

ISDA Ver.2-2

資料6 気分と疲労のチェックリスト（SMSF）

気分と疲労のチェックリスト

記載日：＿＿＿＿年＿＿＿＿月＿＿＿＿日　　　氏　名：＿＿＿＿＿＿＿＿＿＿＿＿＿＿

最近の自分の状態について，あてはまるところに線をつけて下さい．
あまり深く考えずに第一印象でお答えください．

（記入例）　弱い ├────────/────────┤ 強い

1. 体調について

大変悪い ├──────────────────┤ 大変良い

どのように体調が悪いですか？
具体的に答えられることがあったら教えて下さい

（　　　　　　　　　　　　　　　　　　　　　　　　　）

2. 気分状態について

①「緊張・不安」について
感じない ├──────────────────┤ 強く感じる

②「抑うつ・自信喪失」について
感じない ├──────────────────┤ 強く感じる

③「イライラ・ムシャクシャ」について
感じない ├──────────────────┤ 強く感じる

④「意欲・活力」について
感じない ├──────────────────┤ 強く感じる

⑤「混乱・当惑」について
感じない ├──────────────────┤ 強く感じる

⑥「あせり」について
感じない ├──────────────────┤ 強く感じる

SMSF-1

資料6 つづき

3.「疲労感」について

疲れやすさについて

感じない ∟＿＿＿＿＿＿＿＿＿＿＿＿＿＿＿＿＿＿＿＿＿＿＿＿＿＿∟ 強く感じる

①「人疲れ」：人と接したり，人のいるところで感じる疲れ

感じない ∟＿＿＿＿＿＿＿＿＿＿＿＿＿＿＿＿＿＿＿＿＿＿＿＿＿＿∟ 強く感じる

②「頭・思考疲れ」：頭を使って考えたりするときに感じる疲れ

感じない ∟＿＿＿＿＿＿＿＿＿＿＿＿＿＿＿＿＿＿＿＿＿＿＿＿＿＿∟ 強く感じる

③「身体疲れ」：からだを動かした後に感じる疲れ

感じない ∟＿＿＿＿＿＿＿＿＿＿＿＿＿＿＿＿＿＿＿＿＿＿＿＿＿＿∟ 強く感じる

4.「たいくつ感」について

感じない ∟＿＿＿＿＿＿＿＿＿＿＿＿＿＿＿＿＿＿＿＿＿＿＿＿＿＿∟ 強く感じる

5. 健康回復の程度について

自分の健康な状態を100％とすると，現在は何％位の回復状態ですか？

0　　　　　　　　50　　　　　　　　100（%）

今後，どのような面が改善すればよいと思いますか？
具体的に答えられることがあったら教えて下さい

（　　　　　　　　　　　　　　　　　　　　　　　　）

SMSF-2

注：ISDA と SMSF は文献4（90頁）に掲載されている URL よりダウンロードすることができる．

索　引

【こ】

【さ】

【し】

【す】

【せ】

【そ】

【た】

【ち】

【つ】

【て】

【と】

【な】

【に】

【ね】

【の】

【は】

作業療法の面接技術
ストーリーの共有を目指して

発　行　2009年12月30日　第1版第1刷
　　　　2022年 1 月30日　第1版第3刷©

編　者　香山明美・小林正義

発行者　青山　智

発行所　株式会社 三輪書店
　　　　〒113-0033 東京都文京区本郷6-17-9
　　　　TEL03-3816-7796　FAX03-3816-7756
　　　　http://www.miwapubl.com

印刷所　三報社印刷株式会社

ISBN978-4-89590-345-5　C 3047

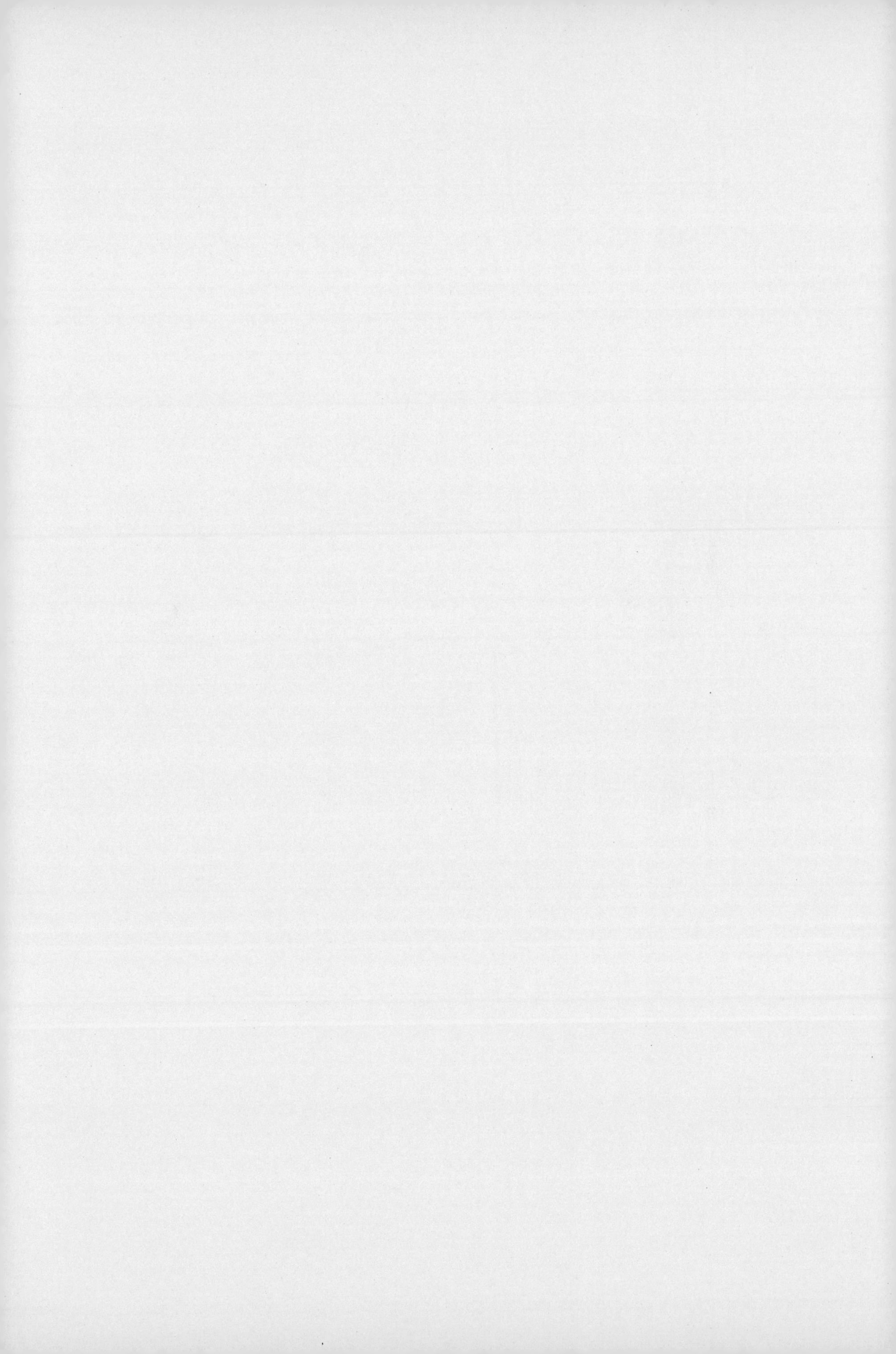